AF313976

ANALYSE

DES
EAUX MINÉRALES
DE SULTZMATT

EN HAUTE ALSACE

PAR

M. J. A. MÉGLIN

DOCTEUR EN MÉDECINE.

. . . . Neque negligentiorem ſe circa aquarum faeultates cognoſcendas exhibere convenit, quemadmodum enim guſtu differunt, pondere, ac ſtatione, ſic quoque virtute aliæ aliis præſtant.

HIPPOCRAT. *de aëre, aquis & locis.*

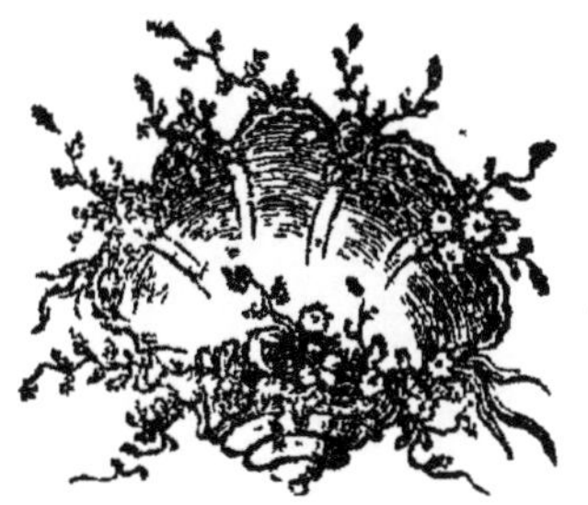

De l'Imprimerie de JEAN HENRI HEITZ, Impr. de l'Univ.

MDCCLXXIX.

ÉPITRE

A MONSIEUR

LE BARON DE SPON,

Chevalier, Confeiller du Roi en tous fes Confeils, premier Préfident au Confeil Souverain d'Alface &c.

*M*ONSIEUR!

Je fentirois bien foiblement le prix des bontés, dont vous m'honorez, fi j'ofois diffimuler, que c'eft à Votre indulgence, & non au mérite de mon ouvrage, que je dois l'agrément de pouvoir Vous en faire hommage. Quelque foit le foible des hommes pour leurs productions, j'ai fçu apprendre à ne point me faire illufion à cet égard, & j'aurois fans doute répugné d'entreprendre l'analyfe de Vos eaux minérales de Sultzmatt déjà faite par plufieurs Médecins éclairés, fi j'euffe pu douter qu'il ne fut échappé à ces Savans bien des chofes, que les circonftances, ou les connoiffances chymiques du temps, où ils ont écrit, ne leur per-

mettoient point d'appercevoir. Perſuadé qu'il eſt
de l'intérêt public de les faire connoître, je me ſuis
livré ſans crainte à ce genre de travail, je ſouhai-
terois, qu'il réunit au mérite, que je lui deſire,
les vues d'utilité, que je me ſuis propoſé en le
faiſant; certain pour-lors, que mon objet ſeroit
rempli, rien ne pourroit me plaire davantage, que
le ſouvenir d'avoir conſacré les prémices de mes
travaux à un Magiſtrat auſſi éclairé qu'empreſſé de
faire tout le bien, dont il eſt capable dans une pro-
vince, qui ſe félicite autant de l'avoir vu naître,
qu'elle eſt flattée de le compter au nombre de ſes
protecteurs.

Tels ſont, Monſieur, les ſentimens, que
Vous inſpirez; je les partage avec tous mes com-
patriotes; daignés dans cette circonſtance en ac-
ceuillir la foible expreſſion comme un témoignage
ſincère de la vive reconnoiſſance & du profond
reſpect, avec lequel je ſuis,

MONSIEUR,

Votre très-humble & très-obéiſſant
Serviteur

MÉGLIN, M. D.

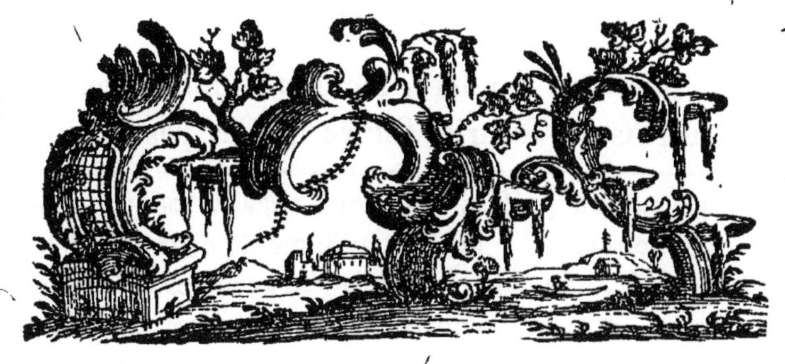

AVANT-PROPOS.

Tous les Chimiſtes s'accordent ſur la difficulté d'analyſer les eaux minérales. Si les plus inſtruits parmi eux ont ſçû appercevoir, combien il étoit délicat & pénible de ſe livrer à ce genre d'opérations, que ne devrois-je pas craindre en voulant pénétrer dans cet immenſe labyrinthe, pour y découvrir les ſecrèts les plus cachés de la nature? mais entrainé par la confiance particuliere, que je dois à l'analyſe des Eaux de Rippolsaw dans la Forêt Noire, faite par le célèbre Spielmann, Profeſſeur en la Faculté de Médecine à Strasbourg, j'ai vaincû toute répugnance (a). Je me ſuis perſuadé, que ce ſçavant

______

(a) Il eſt peu d'eau minérale connue, qui n'ait été analyſée pluſieurs fois par différentes perſonnes; il ſeroit en conſéquence très-difficile de ne pas répugner un travail,

m'ouvrant une barriere, faciliteroit ma route, & que
je pourrois en fécurité fuivre fur fes pas le chemin,

---

qui jufqu'à préfent à toujours engagé les auteurs à rele-
ver les erreurs, ou les omiffions de ceux, qui les ont
précédé. Je fuis bien éloigné d'avoir les mêmes préten-
tions, & fi en comparant les différentes analyfes faites
fur une même eau minérale, j'ai apperçû des différences
marquées, je croirois faire injuftice à ces auteurs, (toujours louables d'avoir cherché à fe rendre utiles) fi j'en
accufois leurs connoiffances, ou leur mauvaife foi. Auffi
tollérant pour les autres, que je voudrois qu'on le fut
pour moi, je crois devoir attribuer le plus fouvent les
différences de ces analyfes aux changemens, dont l'eau,
qui en a fait l'objet, peut être fufceptible. Presque tous
les naturaliftes, & les chymiftes conviennent, que les
couches de terre, dont les eaux minérales tirent leurs
principes, peuvent s'épuifer par la fucceffion des temps,
& qu'enfuite attaquant de nouvelles couches, qui contiennent auffi des fubftances diffolubles, ces mêmes eaux
doivent néceffairement laiffer appercevoir des principes,
& des propriétés différentes; il n'eft donc plus étonnant,
que plufieurs Chymiftes ayant analyfé fucceffivement une
même eau minérale & furtout à quelque temps de diftance les uns des autres, y rencontrent des réfultats très-dif-
férens, & peut - être même oppofés, quoique chacun
d'eux ait bien vû & bien obfervé, & que leurs analyfes
aient été toutes très-exactes dans le temps, qu'elles ont
été faites; il fuit de-là qu'une analyfe travaillée avec le
plus grand foin, & détaillant au mieux la nature, & la
proportion des principes contenûs dans une eau minérale peut devenir fauffe par la fuite des temps, & que
l'auteur ne peut être toujours taxé d'ignorance, ou de
mauvaife foi fans injuftice.

qu'il venoit d'applanir. J'ai tenté en conféquence de faire fur les eaux minérales, qui font le fujet de cette analyfe, toutes les expériences, & à peu près dans le même ordre, qu'elles fe rencontrent dans l'ouvrage de Mr. SPIELMANN. C'eft à la faveur de ce fçavant Conducteur, que je vais à la découverte de la vérité ; heureux! fi je parviens à déchirer le voile, qui couvre encore myftérieufement quelques qualités particulieres à nos eaux minérales de Sultzmatt.

Quoique l'ouvrage de Mr. SPIELMANN m'a en quelque maniere fervi de Bouffole, j'ai crû cependant pouvoir négliger quelqu'unes des expériences, qui dans cette circonftance me paroiffoient inutiles, je me fuis auffi un peu écarté de l'ordre, fous l'afpect duquel il les préfente, & enfin j'ai omis principalement les expériences de quelques fels à bafe métallique, telles, que celles faites avec les folutions de vitriol de mars, & de cuivre, qui ne font non feulement inutiles, mais qui peuvent même induire en erreur, fi l'on veut tirer quelques inductions, des précipités, que ces fels métalliques forment dans les eaux minérales; ces fels fourniffent des précipités dans l'eau commune, dans l'eau diftillée même; on en faifit facilement la raifon, fi on confidére le vitriol de mars, & celui de cuivre, comme des compofés de fels de deux efpeces différentes, l'un à bafe métallique, & l'autre à bafe de chaux métallique; cette divifion eft fondée fur l'expérience, & peut être très-facilement

4

apperçue en réflechiffant fur la maniere , dont les acides diffolvent les métaux ; il y a toujours dans ces diffolutions métalliques une portion du métal fi fortement attaquée par l'acide, qu'elle eft entierement dépourvue de phlogiftique , pour parler le langage de STAHL, c'eft-à-dire, qu'elle eft réduite en état de chaux ; l'acide uni avec cette portion du métal ainfi déphlogiftiquée forme le fel à bafe de chaux métallique, l'autre portion du métal, n'étant pas fi vivement attaquée, retient, en fe combinant avec l'acide, affés de phlogiftique, pour conferver fes propriétés métalliques, & forme le fel à bafe métallique; ces deux fels ont des propriétés différentes l'un de l'autre, celui-ci fe diffout parfaitement dans l'eau fans s'y décompofer; l'autre, ou celui à bafe de chaux métallique eft au contraire décompofable par l'eau la plus pure, parce que l'union de l'acide avec la chaux métallique dans ce fel eft fi foible, que l'eau diftillée même fuffit pour la rompre; d'où il fuit néceffairement, que la chaux dégagée de fon diffolvant doit fe précipiter. En conféquence il eft aifé de concevoir, pourquoi dans l'analyfe des eaux minérales, les précipités opérés par le moyen de ces fels à bafe métallique ne peuvent donner aucune induction certaine, à moins, qu'on ne veuille s'attacher, qu'à la couleur du précipité, que quelquefois la nature particuliere des eaux peut faire varier.

J'ai auffi penfé ne pas devoir parler de l'Alkali

phlogiſtiqué, qu'on a coutume d'employer pour démontrer l'exiſtence du fer dans les eaux minérales,
j'en donnerai les raiſons en ſon lieu, & je demontre-
rai d'après les expériences les plus modernes, que
l'Alkali phlogiſtiqué n'eſt point propre à découvrir le
fer, ni dans les eaux minérales, ni dans une liqueur
quelconque.

Après avoir d'abord fait toutes mes expériences
ſur les lieux, je fis transporter enſuite une certaine
quantité d'eau de chaque ſource, dans des vaiſſeaux
bien bouchés, afin de pouvoir les répéter, & juger
de l'altération, qu'elles éprouvent dans le transport;
ces expériences furent faites en préſence de pluſieurs
perſonnes éclairées, particulierement de Mr. Beltz
mon Confrere, & mon ami, qui a bien voulû m'aider
dans une partie de mes tentatives; je les ai réiteré
toutes un grand nombre de fois pour éviter l'illuſion
des ſens, & ſi malgré toutes les précautions, que j'ai
priſes, je n'ai pû me ſouſtraire à l'erreur, j'oſe du
moins aſſûrer, que mon intention a été auſſi pure,
que j'aurai d'empreſſement à rectifier mes fautes, ſi
quelqu'un, après avoir pris la peine de vérifier mes
expériences, daignoit me faire connoitre, que je me
ſuis écarté de la verité; un procédé de cette nature,
bien loin de m'offenſer, méritera de ma part la plus
vive reconnoiſſance.

Je commencerai par donner une idée générale,
& très-ſuccincte du local de ces eaux; je développe-

rai leurs propriétés phyſiques; je détaillerai les expériences par les réactifs, & je paſſerai enſuite aux expériences par évaporation; après avoir démontré par
les expériences les principes conſtitutifs de ces eaux,
j'en déduirai leurs vertus médicinales, je détermine-
rai les cas généraux, où elles peuvent convenir, ce
que je prouverai par les obſervations de quelques Medecins, je finirai enfin par indiquer quelques abus,
qui ſe font gliſſés dans l'uſage des eaux minérales,
mais qui ſont trop bien établi, pour que je veuille
prétendre de les détruire; je n'ai d'autre prétention,
que celle de dire naïvement, ce que je penſe.

Quelques perſonnes auroient peut - être deſirées,
que j'euſſe fait une ſection à part ſur la maniere de
ſe ſervir de ces eaux, & ſur le régime, qu'on doit
tenir pendant leur uſage; mais j'ai régardé cet objet
comme ſuperflû par deux raiſons principales. La premiere eſt, que ne pouvant donner ſur cette matiere,
que des géneralités, je ne pourrois que répéter, ce
qu'une infinité d'auteurs ont dit avant moi.

La 2de eſt, que les malades ne devant ſe déterminer à faire uſage des eaux minérales, que ſur l'avis
des Medecins, qui dirigent leur ſanté, c'eſt à ces perſonnes éclairées plus qu'à moi à leur préſcrire un régime, & un plan de conduite rélatif à l'état, qu'ils
éprouvent; d'ailleurs je penſe, que c'eſt vraiment
indiquer du moins indirectement la maniere de ſe
ſervir d'un remede, que de combattre les abus, qui
ſe commettent dans ſon uſage.

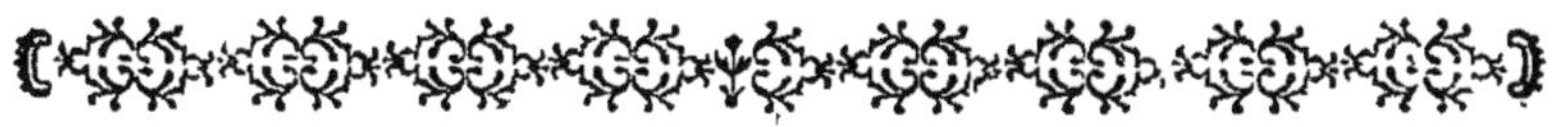

ANALYSE

DES EAUX MINÉRALES DE SULTZMATT.

Les eaux minérales de Sultzmatt fe trouvent à quelques cent pas au couchant de Sultzmatt, bourg confidérable, dont elles tirent leur nom; ce bourg eft fitué entre les villes de Rouffach, & Gebweiller à une forte lieüe vers le couchant de la premiere, & à deux lieues vers l'orient de la dernieré; elles fortent du pied d'une montagne appellée *Heidenberg*, qui femble être entierement compofée d'argille, de pierres fablonneufes & calcaires; cette montagne forme avec l'oppofé nommée *Gros-Pfingft-berg* une belle vallée ouverte du côté de l'orient, & traverfée d'occident en orient par un ruiffeau appellée autrefois *Ombach*, & aujourd'hui *Rothbach*; dans lequel les eaux minérales vont fe dégorger.

Elles paroiffent avoir été decouvertes au rapport de SCHENCK (*b*) dans le 15. fiécle vers le même temps, que les eaux de Gebersweiller, ont été perdues (ces eaux fortoient du côté oppofé de la même montagne, & d'un terrain riche en mines de fer).

(*b*) Befchreibung . . . . eines mineralifchen Sauer-Brunnen-Waffers . . . . . zu Sultzmatt . . . Bafel 1617. 8.

A 4

Les fources font très-abondantes, & viennent fe rendre dans de beaux refervoirs de pierre quarrés, bien conftruits, & bien entretenûs.

Elles font au nombre de fix; on a jugé à propos de les défigner par les noms fuivans: La 1. eft appellée fource aigre, ou acidule (*Sauer-Waffer*), la 2. cuivreufe (*Kupfer-Waffer*), la 3. fulphureufe (*Schweffel-Waffer*), la 4. purgative (*Purgier-Waffer*), la 5. a le beau nom de fource d'argent (*Silber-Waffer*), & la 6. a le plus beau de tous celui de fource d'or (*Gold-Waffer*); je n'ai pas befoin d'avertir, que ces fources, & principalement les deux dernieres ne meritent point les riches épitéthes, qu'on leur a prodigué; mais quoique cette nomenclature foit très-impropre, & ne convienne à aucune des fources, excepté à la premiere, j'ai crû devoir la refpecter, puisqu'un ancien ufage la leur avoit confacré; d'ailleurs certain, que les noms ne changent rien à la nature des chofes, je ne vois point d'inconvenient à les conferver, en joignant à cette ancienne denomination les noms de 1. 2. 3. 4. 5. & 6. fource.

Elles font toutes raffemblées dans un affez petit efpace; la 6. eft la plus eloignée des autres (*c*).

(*c*) La partie hiftorique de ces eaux eft détaillée très au long dans la differtation de Mr. GUERIN pag. 34. & fuivant: je ne rapporte ici, que ce qu'il y a d'effentiel à mon objet.

Ces eaux ont un gout aigrelet ; & un piquant, qui porte au nez , comme le font ordinairement éprouver les liqueurs fermentées, telles que les vins mouſſeux, ou la bierre nouvelle &c.

Ce gout m'a parû plus fort , & plus ſenſible dans l'eau de la 2. ſource, ou *Cuivreuſe*, que dans celle des autres ; il eſt le plus foible dans l'eau de la 4. ſource, dite *Purgative*. J'ai obſervé ainſi que Mr. GUERIN , que ce gout ſe conſerve très longtemps dans les vaiſſeaux bien bouchés, ce qui peut dévenir d'un très-grand avantage pour le tranſport de ces eaux ; elles perdent leur gout aſſez facilement, étant expoſées à l'air libre ; leur piquant eſt enſuite remplacé par un gout plat, & fâde ; les 5. premieres ſources n'ont point d'odeur , étant froides ; mais chauffées, elles contractent une légère odeur de leſſive , qui eſt très-ſenſible dans les ſalles des bains.

J'ai trouvé à l'eau de la 6. ſource une odeur, & un gout d'œufs pourris , où de foie de ſouffre très-marqués, que l'on m'a aſſuré lui avoir toujours re-connû.

Les eaux des ces ſources ſont toutes très-limpides, les temps pluvieux n'en alterent jamais la transparence, elles ſont douces au toucher, étant agitées elles rendent une grande quantité de petites bulles , il s'en dégage même , lorſqu'elles ſont récemment tirées de leur ſource, étant abandonnées entiérement à elles-mêmes , & ſans agitation extérieure, on y apperçoit un mouvement inteſtin, qui diminue à meſure, qu'elles ont été expoſées plus longtemps à l'air libre, & qui ceſſe enfin totalement.

Etant enfermées dans des vaiſſeaux bien bouchés, elles ſont en état de faire partir les bouchons avec une exploſion trèsforte, & pareille à celle, qu'opèrent les vins mouſſeux; elles briſeroient même les vaiſſeaux, qui les contiennent, ſi on les expoſoit à la chaleur.

Les légumes ſecs, s'y cuiſent très-bien, elles ne peuvent point être employées a faire le pain, elles empêchent la pâte de lever, elles blanchiſſent le linge parfaitement, mais le rongent, & le conſument; on ne s'eſt jamais apperçû, que ces eaux ſe ſoient gèlées même dans les plus grands froids; les poiſſons ne peuvent y ſéjourner, ils y périſſent, lorsqu'on les y retient.

J'ai plongé un pezeliqueur d'argent, diviſé en 12. dégrés dans les ſix ſources (d); il s'eſt ſoutenû

(d) Faute d'inſtrument plus approprié, d'une balance hydroſtatique, ou d'un *arcometre* deſtiné à cet uſage, j'ai été obligé de me ſervir d'un inſtrument, qu'on emploie vulgairement pour éprouver la péſanteur ſpécifique du vin; cet inſtrument n'a à la verité d'autre inconvénient, que celui d'avoir la tige trop courte, & les dégrés trop rapprochés, ce qui fait, que les petites différences ſont trèsdifficiles à remarquer.

Mr. SPIELMANN s'eſt ſervi d'un procédé particulier pour déterminer au juſte la péſanteur ſpécifique de ſes eaux

dans la 1. (acidule) 2. (cuivreuſe) 4. (purgative) &
dans la cinquiéme ou ſource *d'argent* à un dégrés à
peu près & demi plus bas, que le premier. Dans la
3. ou *ſulphureuſe*, & dans la 6. ou ſource *d'or* à un
dégrés & à peu près un quart audeſſous du premier;
toutes les fois, que j'ai répeté cette expérience, elle
m'a préſentée des variations plus ou moins ſenſibles;

(voy. pag. 10. de ſa Diſſertat.) il commence par mettre
la quantité d'eau minérale, qu'il veut péſer avec une pareille quantité d'eau diſtillée ſous le récipient de la ma-
chine pneumatique, il fait le vuide le plus parfait poſſible, après avoir ainſi épuiſé de tout fluide élaſtique ſon
eau minérale, & ſon eau diſtillée, qui doit ſervir de ter-
me de comparaiſon, il expoſe l'une & l'autre pendant
quelque temps à un dégrés de chaleur égal, & aſſés conſidérable, & ce n'eſt qu'après ces préliminaires, qu'il
croit eſſentiels pour éviter de tomber dans l'erreur en
faiſant cette expérience, qu'il les ſoumet à la balance hydroſtatique, & voit laqu'elle des deux excéde l'autre
en péſanteur, *ut autem omnem ſuſpicionem erroris evi-
tarem . . . . aquam tam Rippolſavienſem, quam di-
ſtillatam, utramque ſub campana aëre privatam per
tempus eidem expoſui calori, dein demum ſtaterae im-
poſui;* je ne crois pas que par ce moyen on puiſſe ſe
flatter de connoître la péſanteur ſpécifique de l'eau minérale, telle qu'elle eſt à ſa ſource, on doit connoître
plûtot celle de l'eau minérale, qui a ſoufferte par le vuide & la chaleur une altération conſidérable dans ſa mixtion, & la perte même d'une partie de ſes principes, or
il me paroît, qu'il importe fort peu de connoître la péſanteur ſpécifique de l'eau minérale ainſi altérée.

mais je n'ai jamais remarqué, comme dit l'avoir obfervé Mr. GUERIN, que ces eaux étoient plus légères, que l'eau diftillée même, je les ai toujours trouvées plus péfantes; je penfe auffi, que cela doit être.

Après avoir développé les qualités fenfibles & phyfiques de ces eaux, je vais paffer aux expériences par les réactifs felon l'ordre, que je me fuis propofé.

1. L'eau de la 6. fource verdit le fyrop de violettes fur le champ, celle des 5. premieres ne le verdit qu'au bout de 24 heures, ou environ, ce qui paroît déjà prouver la nature alkaline de ces eaux; fi la 6. fource a verdit le fyrop de violettes plutôt, que les cinq premieres, il ne faut point en conclure pour cela, que cette fource contient une plus grande quantité d'alkali, ou de terre abforbante, que les autres, cet effet ne dépend, que du principe ferrugineux, qu'elle tient en diffolution.

Cette expérience, ainfi que toutes celles opérées par les réactifs ont été faites fur la quantité de 8 à 10 onces d'eau; j'en préviens ici, pour n'être pas obligé de le répéter à chaque inftant.

2. L'huile de tartre par défaillance n'a point produit d'effervefcence, mais a formé un nuage blanc, qui a refté affés longtemps fufpendû au milieu de l'eau, & s'eft dépofé enfin en poudre blanche trèslégère; ce précipité à verdit le fyrop de violettes, & a fait effervefcence avec les acides, ce qui demon-

tre, que c'eſt une terre abſorbante, ou de nature alcaline (*e*).

3. L'eſprit de ſel ammoniac a blanchi ces eaux légèrement ſans exciter plus d'efferveſcence, que l'alkali fixe, il en a réſulté un précipité blanc dans les 5 premieres ſources, & jaunâtre dans la 6; le précipité s'eſt attaché fortement aux parois des verres, & m'a parû pour le reſte entièrement ſemblable à celui de l'expérience précédente; il n'y avoit de différence, que dans la couleur de la 6. ſource, qui étoit jaunâtre, comme je viens de le dire; cette couleur a diſparû totalement par l'affuſion d'un acide; lorsqu'on connoîtra mieux la nature de cette ſource, on rendra facilement raiſon de la cauſe de la couleur de ce précipité.

Cette expérience eſt preſqu'entièrement bannie des analyſes modernes; on employoit autrefois l'alkali volatil dans la vûe de découvrir, ſi les eaux minérales contenoient du cuivre; mais comme on a

______

(*e*) Cette expérience offre un coup d'oeil très-agréable : au moment, qu'on verſe quelques gouttes d'huile de tartre dans un verre rempli d'eau de quelqu'une de ces ſources, l'on vôit paroître au centre un nuage blanc très-léger, qui acquiert ſucceſſivement plus d'épaiſſeur, & d'intenſité; l'eau, qui eſt audeſſus de ce nuage, & celle, qui tient le fond du verre, conſerve toute ſa limpidité; ce nuage reſte pendant pluſieurs heures ſuſpendû, & flottant au milieu de l'eau, il deſcend enfin, & ſe dépoſe au fond du verre.

remarqué, que ce métal ne fe rencontre presque jamais dans les eaux minérales, & qu'il n'y a peut-être pas un feul exemple d'une eau minérale cuivreufe en France, on a regardé cette expérience comme inutile. Mais quoique les exemples des eaux cuivreufes foient rares, il en exifte cependant; il y en a plufieurs en Hongrie, celle de *Neufohl* eft une des plus remarquables; HOFFMANN rapporte, qu'en mettant du fer dans cette fource on voit le cuivre fe précipiter dans l'inftant (*f*). Je penfe donc, qu'il fuffit de fçavoir d'une part, que le cuivre peut fe rencontrer dans les eaux minérales, & de l'autre que ce métal eft un des plus violens poifons, que nous connoiffions, pour ne pas entièrement négliger cette expérience; elle ne tient pas une grande place dans une analyfe, d'ailleurs elle confirme, ce que demontre l'expérience de l'alkali fixe, qu'on ne manque jamais d'employer; & en général il me femble, qu'il eft plus fage en ce genre de travail de fe livrer à un excès de fcrupule, que d'adopter le défaut oppofé, dont les fuites peuvent devenir très-dangereufes.

4. J'ai mis dans de l'eau de chaque fource un petit morceau de favon; l'eau de la 4. fource, dite *purgative*, eft devenûe laiteufe, & le favon s'y eft réduit en petits caillots; celle des 5. autres fources

---

(*f*) HOFFMANN Tom. III. pag. 138. §. XLIV. *de Elementis aquarum mineralium recte dijudicandis & examinandis.*

n'a pas même blanchi, elle à toujours reftée parfaitement limpide, & transparente, & le favon s'eft trouvé changé au fond de chaque verre en un caillot, qui avoit entièrement confervé fa forme & fon volume, mais dont les parties n'avoient plus de cohéfion entre elles; il s'eft attaché une infinité de petites bulles, aux parois des verres, & au tour des caillots.

J'ai répété cette expérience très-fouvent, j'ai même bien agité quelquefois avec des pailles, le favon, que j'y mettois, pour en favorifer la diffolution, mais il ne s'eft pas moins caillé; j'ai fait plus : j'ai verfé de l'eau de chaque fource fur une diffolution de favon, les petits caillots favoneux ont reparûs, & la liqueur étoit tranchée; cet effet a été plus fenfible avec l'eau de la 6. fource, qu'avec celle des cinq prémieres.

J'ai mis d'autant plus de foin, & d'exactitúde à cette expérience, qu'elle paroît contredire formellement celle de Mr. GUERIN.

La décompofition du favon par nos eaux ne provient non feulement de la préfence d'un fel neutre à bafe terreufe, qu'on croit être communément la félénite, mais elle eft occafionnée en grande partie par le gas méphytique, qu'elles contiennent; auffi ai-je remarqué, que ces eaux après avoir perdû tout leur principe gafeux par leur expofition à l'air, diffolvoient

mieux le favon, fans cependant le diffoudre parfaitement.

5. Mélées avec de la décoction de noix de galle,
ou d'autres plantes adftringentes quelconques les cinq
prémieres fources n'ont point d'abord altérées la
couleur de la décoction; mais au bout de quelques
jours il s'eft formé un cercle d'un bleu foncé à leur
fuperficie.

La même chofe eft arrivée en y faifant infufer
de fimples tranches de noix de galle. La décoction
de noix de galle eft devenue verte au contraire avec
le réfidû de l'évaporation de chaque fource.

L'eau de la 6. fource a contractée fur le champ
avec la decoction, & même avec les tranches de noix
de galle une couleur violette, qui a paffée par dégrés
à une couleur fi foncée, qu'elle pouvoit être employée
quelques jours après à tracer fur le papier des cara-
ctéres très-lifibles, femblables à ceux, qui y auroient été formés avec de l'encre pâle (g). Cette expérience ne réuffit pas lorsque cette eau a été expofée
pendant quelque temps à l'air libre, ce qui nous
indique déjà la manicre, dont le fer s'y trouve
combiné, & dans quelle claffe d'eaux ferragineufes
cette fource doit être rangée.

Ce

(g) Mr. Boé adminiftrateur des bains m'écrivit plufieurs
lettres avec l'eau de cette fource ainfi colorée par le
moyen de la noix de galle, que je conferve encore.

Ce feroit ici le lieu de faire mention de l'alkali phlogiftiqué pour confirmer l'exiftence du fer, que la noix de galle démontre dans notre fixième fource. *L'alkali pruffien* ou *phlogiftiqué* étoit généralement adopté jufqu'ici, comme la vraie pierre de touche, & le moyen le plus propre pour s'affurer de la préfence du fer dans une eau minérale, ou dans une liqueur quelconque; on étoit fondé à le regarder ainfi d'après la théorie, qu'on s'étoit faite de la formation du bleu de Pruffe; on croyoit que cette fubftance n'étoit autre chofe, que le fer du vitriol de Mars, qu'on emploie dans fa préparation, chargé d'une furabondance de matiere inflammable, que lui transmet l'alkali phlogiftiqué, dont on fe fert pour le précipiter; on concluoit d'après cette doctrine, que l'alkali phlogiftiqué devoit néceffairement découvrir le fer, partout où il fe rencontreroit en le précipitant en bleu de Pruffe; cette théorie a été généralement reçue, & d'autant mieux acceuillie, qu'elle reconnoit pour auteur Mr. MAQUER, un des plus grands Chimiftes de notre fiecle, on trouve le détail des travaux de cet homme célebre fur cette matiere dans les Mémoires de l'Académie des Sciences pour l'année 1752.

Mais des expériences plus récentes faites par de très-habiles Chimiftes, particulièrement par Mr. BUQUET, Docteur Régent de la Faculté de Paris, Profeffeur en Chymie, femblent détruire entièrement cette théorie fi ingénieufe, & qui paroiffoit être appuyée fur des faits inconteftables.

Voici ce que Mr. Buquet nous communiqua fur cet objet dans fes cours publiques & particuliers de 1778; il s'étoit propofé d'épuifer une certaine quantité d'une folution d'alcali phlogiftiqué, de tout le bleu de Pruffe, qu'elle pouvoit contenir par des affufions réitérées d'un acide, afin de pouvoir déterminer au jufte la quantité de bleu de Pruffe contenue dans une quantité donnée d'alkali phlogiftiqué; car il y a longtemps, qu'on s'étoit apperçû, qu'en verfant un acide dans l'alkali phlogiftiqué il fe formoit un précipité, qui eft un vrai bleu de Pruffe, & qu'on avoit attribué jufqu'ici à une quantité plus ou moins grande de fer entièrement étranger à cet alcali, qu'on difoit lui avoir été fourni par les fubftances employées à fa phlogiftication.

Mr. Buquet après être parvenu à épuifer ainfi totalement fon alcali phlogiftiqué de toute matiere colorante du bleu de Pruffe, au point qu'une nouvelle affufion d'acide ne fourniffoit plus de précipité coloré, obferva que l'alcali dans cet état, quoique toujours phlogiftiqué & inattaquable par les acides comme auparavant, n'étoit plus capable de former un atome de bleu de Pruffe en le verfant dans une folution de vitriol de Mars, quoique felon la théorie de Mr. Maquer cela auroit dû arriver indifpenfablement. Il conclut delà: 1) que l'alcali phlogiftiqué ne joue point le rôle de précipitant dans le procédé du bleu de Pruffe, comme on l'avoit crû jufqu'ici; qu'il joue au contraire celui de diſſolvant; que cet alcali contient tout le bleu de Pruſſe, & qu'il n'eſt propre à en fournir, qu'en tant qu'il en contient. 2) Que le vitriol de Mars, qu'on emploie dans l'opération du bleu de Pruſſ;, n'entre pour rien dans ſa formation, qu'il ne ſert qu'à le dégager tel qu'il exiſte tout formé dans l'alcali phlogiſtiqué, à raiſon de ſon acide, qui fait l'office de précipitant, & que par conſéquent cette opération, telle qu'on a coutume de la pratiquer, eſt pûrement illuſoire. Si l'on veut d'ailleurs faire attention, que tous les ſels neutres à baſes métalliques quelconques, ſans en excepter un ſeul, ſont en état de faire du bleu de Pruſſe avec l'alkali phlogiſtiqué comme le vitriol de mars (comme on l'a reconnû depuis pluſieurs années), ne faudroit-il pas être bien prévenû, pour ne pas en conclure, que le fer du vitriol de Mars n'eſt point eſſentiel à la production du bleu de Pruſſe, & qu'il n'entre point dans ſa compoſition?

Mr. EDWARD HUSSEY DE LAVAL penſe de même ſur cet objet; il prétend auſſi, que l'alkali phlogiſtiqué contient la matiere du bleu de Pruſſe toute formée, & que le vitriol de Mars ne fait que la précipiter telle qu'elle ſe trouve dans cet alcali (*h*); on

______

(*h*) *Recherches expérimentales ſur la cauſe des changemens de couleur dans les corps opaques & naturellement colorés*; pag. 43. & ſuivant: ouvrage traduit de l'Anglois par Mr. QUATREMÈRE DIJONVAL.

voit d'après cela, que la nature du bleu de Prusse n'est pas si bien connue, qu'on se l'étoit imaginé; car si cette substance n'étoit qu'un fer avec surabondance de phlogistique, comme on le prétend, elle pourroit se fondre en un fer d'autant plus ductile & plus malléable, qu'elle contiendroit une plus grande quantité de phlogistique que le fer ordinaire, ce qui n'arrive cependant pas. D'un autre côté on objecte que le fer pourroit prendre la qualité de bleu de Prusse étant traité avec toutes les substances, qui seroient dans le cas de lui fournir une surabondance de phlogistique, ainsi les substances métalliques, le soufre &c. devroient convertir le fer en bleu de Prusse, ce qui n'arrive certainement pas non plus; enfin l'analyse du bleu de Prusse elle-même, par laquelle on obtient de l'alcali volatil, de l'huile en grande quantité & du gas inflammable démontre bien, que le bleu de Prusse ne differe pas seulement du simple fer par la seule surabondance de phlogistique; il y a même bien plus: c'est qu'il est fort douteux, si le fer entre véritablement dans la composition du bleu de Prusse; au reste quoiqu'il en soit de la nature de cette substance & des principes, qui la composent, ce qui vient d'être dit, suffit pour démontrer, que l'alkali phlogistiqué n'est point propre à découvrir le fer dans les eaux minérales, & c'est ce que je m'étois proposé de prouver, pour faire sentir les raisons, qui m'ont déterminé à ne point prouver l'existence du fer dans notre

6. fource par le moyen de cet alkali, quoiqu'il ait teint l'eau de cette fource en beau bleu de Berlin, & qu'il ait produit un précipité de la même couleur.

6. Le foie de fouffre a rendu l'eau des cinq premieres fources laiteufe ; il s'eft élevé une quantité confidérable de petites bulles aëriformes, & le foufre s'eft précipité en poudre blanche.

La 6. fource eft devenue avec le foie de foufre de couleur de cendres, & le foufre s'eft auffi précipité en blanc; mais la précipitation a été plus long-temps à fe faire, que dans les cinq premieres fources.

La décompofition du foie de foufre eft due à un fel neutre à bafe terreufe, il arrive, que par les loix des doubles affinités l'acide de ce fel s'unit à l'alkali du foie de foufre, & que le foufre fe précipite avec la terre abforbante, pour donner ainfi lieu au précipité blanc, dont nous parlons; il ne faut cependant pas oublier, que le gas méphytique en qualité d'acide contribue en partie à la décompofition du foie de foufre dans cette expérience.

La couleur cendrée, que la 6. fource a contractée avec le foie de foufre, confirme la préfence du fer démontrée par l'expérience de la noix de galle; car on fçait que le foie de foufre a la propriété de noircir toutes les folutions métalliques plus ou moins, felon la quantité de métal plus ou moins grande.

7. La folution d'argent dans l'acide nitreux blanchit avec ces eaux dans l'inftant, & l'argent s'en pré-

cipite en poudre blanche, qui devient d'un bleu ar-
doifé peu de temps après. J'ai verfé de l'efprit de vitriol concentré fur ce précipité d'argent; il ne s'eft
point dégagé de vapeur, ni d'odeur d'efprit de fel.

Ce précipité féché & fondu dans un creufet m'a
donné un petit bouton d'argent avec tout fon brillant
métallique, & non fous la forme cornée, ce qui paroît exclure de ces eaux l'exiftence de tout fel marin
quelconque.

Les Chimiftes ne font point d'accord fur la caufe
de la couleur ardoifée, que prend l'argent précipité
de fa diffolution par une eau minérale. Selon Mrs.
BOULDUC & MALOUIN (i), & felon Mr. SPIELMANN
d'après eux (k) elle indique d'une maniere certaine
l'exiftence du bitume dans cette eau.

Mr. MONNET penfe au contraire, que cette couleur ardoifée du précipité d'argent eft le figne caracté-
riftique de la préfence de l'acide vitriolique dans une
eau minérale, comme la forme caillée de ce même
précipité l'eft de la préfence de l'acide marin (l).
Je ne fais pas trop fur quelles preuves Mr. MONNET
appuye fon affertion; pour ce qui eft du fentiment

(i) *Mémoires de l'Aadémie des Sciences*, annéє 1736 &
1747.

(k) *Differtat. fiftens Hiftoriam & Analyfim fontis Rip-
polfavienfis*, pag. 16.

(l) *Traité des eaux minérales* par Mr. MONNET, pag. 184.

des premiers Chimiftes, que je viens de nommer, il eft fondé fur le phlogiftique comme principe de toutes les couleurs, & conféquemment de la coloration des corps; ils prétendent d'après ce principe adopté par tous les *Stahliens*, que la couleur bleue, que contracte l'argent précipité de fa diffolution par une eau minérale, eft due à une matiere graffe, bitumineufe ou phlogiftiquée, qui y exifte, & qui eft propre à altérer ainfi la couleur blanche naturelle à ce précipité. Avant de pouvoir admettre cette opinion, il eft néceffaire de démontrer l'exiftence du phlogiftique dans le fens de STAHL, fur lequel cette opinion eft établie, & que les Chimiftes aëriens révoquent entièrement en doute; ils attribuent à leur gas inflammable la plupart des propriétés, que les Stahliens attribuent à leur phlogiftique; ils paroiffent même avoir cet avantage fur ces derniers, en ce qu'ils peuvent foumettre à l'analyfe, & démontrer aux fens le principe, dònt ils parlent, tandis que ceux-ci ne font jamais parvenus à contenir dans des vaiffeaux le phlogiftique féparé de tous les liens, qui le tiennent engagé dans les corps; ils ne font en état de prouver fon exiftence que par les effets, *a pofteriori*.

Ce qui pourroit faire foupçonner l'exiftence d'une matiere bitumineufe ou phlogiftiquée dans nos eaux, c'eft que je fuis parvenu à réduire le plomb précipité de fon diffolvant par leur moyen dans un petit matras de verre bien bouché fans addition d'aucune matiere

phlogiftiquée; mais le feu, que j'ai employé, étoit à la vérité fi violent, que le verre commençoit à fondre.

8. L'huile de chaux verfée dans ces eaux les rend laiteufes, & produit un fédiment blanc très-abondant; ce qui eft une preuve démonftrative de la préfence de l'alkali minéral; car il n'y a que l'alkali, qui puiffe opérer la décompofition de ce fel neutre formé par l'acide marin & la chaux (m).

9. La folution de fublimé corrofif verfée dans l'eau des fix fources a formé dans celle de la 1, 2, 3 & 6 fources un précipité oranger au bout de quel-ques jours, & la fuperficie s'eft couverte d'une pelli-cule de gorge de pigeon, parfemée d'une pouffiere noirâtre, qui tomboit infenfiblement au fond des vaiffeaux.

Dans les deux autres fources le précipité oranger a été moins fenfible; il s'eft formé de même une pel-licule de couleur d'iris, & j'ai remarqué en outre des flocons blancs, qui montoient & defcendoient alter-nativement dans la liqueur. Le fublimé corrofif en fubftance produit le même effet fur ces eaux, mais un peu plus lentement que fa diffolution; cette re-marque a déjà été faite par Mr. GUÉRIN. Cette ex-périence confirme l'exiftence du fel alkali démontrée par l'expérience précédente; il eft vrai, que cet effet

---

(m) pag. 42. du même *traité des eaux minérales* par Mr. MONNET.

pouvoit auſſi dépendre en partie de la terre abſorbante contenue dans ces eaux; car les terres abſor-
bantes ont comme l'alkali la propriété de précipiter
en rouge le mercure du ſublimé corroſif.

10. L'acide du vinaigre, l'eſprit de vitriol & celui de nitre n'ont troublé l'eau d'aucune ſource; mais
ils en ont fait monter une quantité prodigieuſe de petites bulles, qui ont été plus copieuſes dans la 2, 1
& 6 ſources, que dans les autres.

L'eſprit de ſel outre cet effet, qui lui eſt com-
mun avec les autres acides, a rendu encore toutes ces
eaux très-légèrement laiteuſes, & je n'ai remarqué
aucun précipité ſenſible au bout de 3 jours.

La grande quantité de petites bulles, qui ſe font
élevées par le moyen des acides, quoiqu'elles n'aient
point été accompagnées de chaleur & de bouillonne-
ment ſenſibles, n'indiquent pas moins un mouvement
d'efferveſcence, & concourrent conſéquemment à
prouver avec les expériences précédentes la nature alkaline de ces eaux.

11. L'eau de chaux devient laiteuſe ſur le champ
avec ces eaux, & ſe décompoſe; cela provient d'une
part du gas méphytique, & de l'autre de l'alkali, que
ces eaux contiennent.

12. L'eſprit de vin rend toutes ces eaux laiteuſes, & il en précipite une poudre blanche très-lé-
gère, qui s'attache fortement aux parois des verres;
ce précipité verdit le ſyrop violat, fait efferveſcence

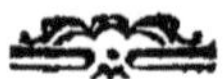

avec les acides , s'y diſſout en partie , ce qui reſte eſt inattaquable par les acides , craque ſous la dent , eſt inſipide & très - difficile à diſſoudre dans l'eau ; il eſt évident par les caractercs mentionnés , que la premiere portion de ce précipité eſt de la terre abſorbante, & la ſeconde une matiere ſéléniteuſe.

12. Pour m'aſſurer , ſi le goût & l'odeur de la 6. ſource provenoient d'un foie de ſoufre à baſe terreuſe ou alkaline , ce que je commençois à ſoupçonner , après avoir remarqué , que le peze - liqueur d'argent ayant ſéjourné pendant quelque temps dans l'eau de cette ſource s'étoit terni , & que l'eau avoit priſe une couleur bleuâtre tirant ſur le violet , je fis évaporer de l'eau de cette ſource dans une grande cuiller d'argent ; cette cuiller ne fut point teinte après l'évaporation ni en jaune , ni en noir.

Je jettai d'une autre part un peu de réſidu de l'évaporation de cette ſource ſur un charbon ardent , mais je ne vis point de flamme de ſoufre , & je ne ſentis point d'odeur d'acide ſulfureux volatil ; d'ailleurs s'il y avoit vraiement exiſté un atome de foie de ſoufre dans cette ſource , les acides l'auroient décèlé , en le décompoſant & en précipitant le ſoufre ; j'étois donc très - ſûr d'après cela , que le gout & l'odeur d'œufs pourris de cette ſource n'étoit pas occaſionné par la préſence d'un foie de ſoufre ni terreux , ni alcalin ; nous verrons plus bas , d'où pouvoit dépendre ce gout & cette odeur dans cette ſource ,

& d'où dépend le même goût, & la même odeur dans les eaux fulfureufes en général, dans la plupart desquelles on ne découvre pas plus de foie de foufre par l'analyfe, que j'en ai trouvé dans celle-ci.

Ces expériences par les réactifs étant faites, je procédai à l'évaporation de ces eaux (*n*). Je mis à évaporer 12 livres d'eau de chaque source dans des cucurbites de verre garnies de leurs chapiteaux & de leurs récipients à un dégré de chaleur très-modéré, & qui n'étoit jamais affez confidérable, pour les faire entrer en ébullition (*o*). Les premieres gouttes, qui ont

---

(*n*) Ces expériences auroient pû être réduites encore à un plus petit nombre, fans que l'exactitude de l'analyfe en eût foufferte.

(*o*) Mr. MONNET dit pag. 84. de fon *Traité des eaux minérales* en note, qu'il n'y a point d'inconvénient à pouffer le feu jufqu'à l'ébullition, qu'il en réfulte au contraire un très-grand avantage, c'eft celui d'empêcher, que la pouffiere ne foit attirée; or en admettant, que l'ébullition ait l'avantage, que lui fuppofe Mr. MONNET; il eft évident, qu'on l'obtient également, lorfqu'on travaille dans les vaiffeaux clos, & que de cette maniere on évite en même temps l'inconvénient de perdre une partie des principes fixes contenûs dans l'eau; perte, qu'il eft impoffible d'éviter dans la maniere d'opérer de Mr. MONNET; car il eft inconteftable, & je ne penfe pas que Mr. MONNET le niéra, que par le mouvement de l'ébullition les liqueurs réduites en vapeurs, furtout lorfque l'air a un libre accès, entrainent avec elles une partie des principes, même les moins volatils, qu'elles contiennent,

commencées à diftiller, n'avoient plus qu'un goût
fade, & avoient entièrement perdues ce goût vif &
pétillant, & ce piquant agréable, qu'on remarque
dans les eaux nouvellement puifées.

Presqu'au commencement de l'évaporation les
eaux fe couvrirent de pellicules blanches, ces pellicules, à méfure qu'elles fe formoient, fe précipitoient
au fond des vaiffeaux, & donnoient lieu à des flocons blancs & à des petits cryftaux réluifants, très-
fins en forme d'éguilles (p), qui montoient & defcendoient alternativement dans la liqueur; il s'éleva en
même temps au commencement de l'évaporation une
quantité prodigieufe de petites bulles, qui fe fuccédoient avec une rapidité étonnante, & qui étoient
plus copieufes dans la premiere, feconde & fixième
fources, que dans les autres, ce qui formoit enfem-
ble un coup d'œil très-agréable.

---

ce qui doit néceffairement faire erreur dans le calcul,
furtout dans le fyftéme de ceux, qui comme Mr. Monnet prétendent, que pour qu'une analyfe d'eau minérale
foit bonne, il eft effentiel de déterminer jufqu'au moindre
atome la quantité des principes, qui y font contenûs, ce
que nous pouverons à la vérité être impoffible.

(p) Ces pellicules & ces petits cryftaux en éguilles n'étoient
autre chofe, que de la félénite, comme je m'en fuis affuré par l'examen, c'eft-à-dire, c'étoit une matiere infipide, très-difficile à diffoudre dans l'eau, précipitant
le mercure de l'acide nitreux en turbith minéral, four-
niffant un précipité blanc avec l'alkali fixe &c.

L'évaporation étant achevée & conduite jusqu'à fec, je trouvai au fond des vaiffeaux les réfidûs, que je vais examiner fucceffivement.

Celui de la premiere fource étoit blanc, d'un goût fort falé; il péfoit une demi-once & 15 grains; j'ai verfé à plufieurs reprifes de l'eau diftillée bouillante fur ce réfidû, jufqu'à ce que l'eau en découla parfaitement infipide; de cette maniere j'ai enlevé pour ainfi dire jufqu'au dernier atome de matiere faline; après avoir filtré & évaporé l'eau chargée de fel, je la fis cryftallifer; il fe dépofa d'abord une grande quantité d'une efpece de matiere muqueufe, comme l'a très-bien obfervé Mr. GUERIN pag. 40. de fa Differtation; cette mucofité fit effervefcence avec les acides, verdit le fyrop violat, & forma avec l'acide vitriolique des cryftaux féléniteux.

L'eau débaraffée de cette matiere par la filtration n'a fourni du fel, qu'après un affez long efpace de temps; ce fel étoit plutôt en forme de croute, que fous la forme de cryftaux; j'en ai retiré environ un gros; ce fel eft très-foluble dans l'eau, il a une faveur alkaline, lixivielle, il verdit le fyrop violat, & fait effervefcence avec les acides, ce qui démontre fuffifamment fa nature; projetté fur les charbons ardents, il ne décrépite point, ce qui indique, qu'il n'y a point de fel marin combiné avec lui.

Je mêlai une partie de ce fel avec de la poudre de charbon, & je la jettai dans un creufet ardent;

il s'échappa une forte odeur d'œufs pourris ou d'*he-par*, & la fubftance, qui étoit dans le creufet après la fufion, avoit la même odeur, & étoit parfemée de points rougeâtres ; on auroit tort d'en conclure pour cela, que ce fel alkali étoit mêlangé avec une portion de fel de Glauber, ou d'un fel vitriolique quelconque ; Mr. le Comte DE LAURAGAIS a obfervé (*q*), & STAHL longtemps avant lui, que l'alkali parfaitement pûr & dépourvû de tout fel étranger fournit du foie de foufre, étant fondû avec de la poudre de char-bon, cette expérience de Mr. DE LAURAGAIS prouve invinciblement, qu'il préexifte dans le charbon une matiere propre à former du foufre, ce qui ne peut dépendre, que d'un fel vitriolique, qui exiftoit dans le bois avant d'être réduit en charbon, ou bien de la transformation de l'acide végétal en acide vitrioli-que par le moyen du feu, qu'on emploie pour chan-ger le bois en charbon ; ce qui reviendroit au fenti-ment de ceux, qui prétendent, que l'acide vitrioli-que eft l'acide primitif, & que tous les autres acides ne font que le même acide vitriolique différemment déguifé ; quoiqu'il en foit, il fuit toujours de-là, que notre fel fondû avec de la poudre de charbon a pû former un foie de foufre fans contenir pour cela un atome de fel de Glauber ou d'un autre fel vitrioli-

---

(*q*) *Art du charbonnier* par Mr. DUHAMEL DU MONCEAU, pag. 6. en note.

que quelconque. Au furplus fi cet effet dépendoit réellement du fel de GLAUBER, comme il n'en dépend
point, ce fel n'ayant pû fe monter par la voie de la
cryftallifation, y feroit néceffairement en fi petite
quantité, qu'il devroit être entièrement négligé quant
à l'ufage médicinale.

Après que cette eau fut entièrement épuifée de
fel par des évaporations réitérées, la liqueur reftante
étoit épaiffe; je l'évaporai lentement; elle fe deffècha
en une matiere très-déliquefcente (r), elle s'endurcit
avec l'huile de tartre par défaillance en une maffe
blanche & folide.

La terre, qui a reftée fur le filtre après la lixiviation, a péfée un gros & quarante grains. La matiere foluble ou faline étoit conféquemment de deux
gros & de trente-cinq grains.

Je verfai fur cette terre de l'efprit de vitriol, il
produifit une effervefcence très-forte; je continuai
de verfer de cet efprit jufqu'à faturation parfaite, il
refta une portion inattaquable par cet acide; je dé-
cantai la liqueur furnageante, & j'en obtins par l'é-

(r) Cette liqueur épaiffe eft felon Mr. MONNET un indice
presque toujours certain de l'exiftence du fel marin calcaire; voyez pag. 93. de fon *Traité des eaux minérales*;
cependant nos expériences par les réactifs, principalement celle de la diffolution d'argent, qui eft deftinée à
cet ufage, nous ont parues exclure tout fel marin de ces
eaux.

vaporation des cryftaux de félénite ; la matiere, qui avoit réfifté à l'action de l'acide vitriolique, n'étoit autre chofe qu'une terre vitrifiable ; je la fondis avec le double de fon poids de fel de tartre, j'en obtins un verre noirâtre, qui s'humectoit à l'air.

J'ai eu d'une feconde évaporation de la même quantité d'eau de cette fource, & dans le même appareil de vaiffeaux un réfidu, qui a pefé trois onces & un gros ; il eft furprenant, que douze livres d'eau minérale aient pû fournir un réfidû fi prodigieux ; pour le refte il ne différoit de celui de la premiere évaporation, qu'en ce qu'il tomboit en deliquium à l'air ; ce réfidû étoit falin pour la grande partie, il ne contenoit qu'une once de matiere infolublé ou terreufe ; il y avoit donc deux onces & un gros de matiere faline ; je n'ai jamais pu parvenir à retirer par la cryftallifation de ces deux onces & un gros de fubftance faline un fel neutre bien caractérifé par la forme de fes cryftaux ; je n'obtins qu'un fel en cryftaux fort petits & irréguliers, ayant tous les caracteres du précédent.

Douze livres d'eau de la feconde fource m'ont donné un réfidû blanc, moins falé au goût, que celui de la fource précédente, & qui ne s'eft pas humecté à l'air ; il a pefé une demi - once & 10 grains.

Après l'avoir débaraffé de tout fel par le moyen de l'eau diftillée bouillante & de la maniere, que j'ai détaillé pour le réfidû de la premiere fource, j'ai

filtré

filtré & évaporé l'eau chargée de fel, & je l'ai mis cryftallifer; le fel, que j'ai reçu, étoit de même nature, que celui de la fource précédente; il a péfé environ un gros.

Les mêmes expériences ont été faites fur la terre, qui a refté fur le filtre, que fur celle de la fource précédente, & j'ai eu le même produit. Elle a péfé un gros & cinquante grains.

J'évaporai une feconde fois la même quantité d'eau de cette fource dans une cucurbite de verre & avec les mêmes précautions; le réfidu n'a été que de deux gros; il étoit d'ailleurs entièrement femblable au précédent.

J'évaporai une troifiéme fois fept livres d'eau de cette même fource dans un vaiffeau de terre verniffé; le réfidu n'a été que d'un gros.

Celui de l'évaporation de douze livres d'eau de la troifiéme fource a péfé un gros & deux fcrupules; il étoit plus blanc & plus léger que ceux des fources précédentes, & imprimoit comme eux fur la langue un goût acre & lixiviel; le fel, que j'en retirai par la cryftallifation, fut affujetti aux mêmes expériences, que les précédents; il s'eft montré parfaitement le même, ainfi que la terre, qui a refté fur le filtre; elle étoit de 45 grains.

Six livres d'eau de cette même fource, que j'évaporai une autre fois dans un pot de grés verniffé, ne m'ont donné que 12 grains de réfidu.

C

Douze livres d'eau de la quatriéme fource m'ont fourni un réfidu blanc moins falé que les précédents, & qui pefoit un gros & 15 grains; le fel, que j'en obtins, étoit de même nature, que ceux des fources précédentes, & la terre, qui a refté après l'édulcoration, m'a préfenté les mêmes phénomenes; elle a pefé un demi gros.

J'évaporai une feconde fois fix livres d'eau de cette fource dans un pot de terre verniffé; le réfidu n'a été que de 7 grains.

Douze livres d'eau de la cinquiéme fource m'ont donné un réfidu grifâtre, plus falé au goût, que celui de la fource précédente; il pefoit environ un gros & deux fcrupules; j'en ai eu un fel alkali, comme des 4 premieres fources; la terre, qui eft reftée fur le filtre après la lixiviation, étoit auffi de même nature, que celle des fources précédentes; elle a pefé un demi gros.

L'évaporation de douze livres d'eau de la fixiéme fource a laiffé un réfidu jaunâtre, de couleur de terre limoneufe; il pefoit une demi-once, & étoit moins falé au goût, que ceux des deux premieres fources; j'édulcorai parfaitement ce réfidu par le moyen de l'eau diftillée bouillante; j'obtins par les évaporations réitérées mon fel alkali, qui étoit précédé du dépôt d'une efpece de matiere mucilagineufe abondante, comme celui, que je retirai du réfidu des cinq premieres fources; je n'ai fait mention de cette

mucofité, que dans l'examen du réfidu de la premiere fource, pour éviter les répétitions trop multipliées. La liqueur épuifée de fel préfenta les mêmes
effets, que celle des autres fources.

J'examinai pour-lors la terre, qui étoit reftée
fur le filtre après l'édulcoration; elle pefoit un gros
& un fcrupule; elle étoit de couleur jaunâtre; j'ai
verfé fur une portion de cette terre de l'efprit de vitriol concentré; il s'eft fait une forte effervefcence,
& la terre a perdu fa couleur; le refte de cette terre
a été calciné dans un creufet; il eft devenu plus coloré; j'y ai préfenté l'aimant, qui en a attiré quelques parcelles; un peu de fel ammoniac mêlé avec
cette terre & fublimé en a été coloré; ces expériences prouvent d'une maniere convaincante la nature
ferrugineufe de cette terre.

J'ai fait remarquer en parlant des propriétés phyfiques de ces eaux, que cette fixiéme fource avoit
une odeur & un goût d'*hepar* très-fenfibles; pour
m'affurer, fi ce goût & cette odeur lui étoient propres
ou étrangers, j'ai fait vuider & bien nétoyer la fource; j'y ai trouvé plufieurs fubftances putrifiées; après
que la fource fut bien évacuée, elle avoit perdue entièrement cette odeur & ce gout d'*hepar* dèsagréables,
& en même temps la qualité de rendre la décoction
ou l'infufion de noix de galle violette.

Quinze jours après j'évaporai pour la feconde
fois douze livres d'eau de cette fource; elle n'avoit

pas encore repris son goût de foie de soufre ; le résidu, que j'en ai retiré, n'étoit pas jaune comme le
précédent; il étoit gris, & pesoit trois gros & cinquante grains, c'est-à-dire il étoit de dix grains
moindre, que le précédent; empressé de savoir, si ce
résidu ne contenoit rien de ferrugineux, j'en empor-
tai toute matiere saline par le moyen de l'eau distillée
bouillante ; je calcinai la terre, qui a resté sur le filtre, & qui étoit parfaitement insipide; elle pesoit
un gros & dix grains; après la calcination j'y pré-
sentai l'aimant, qui n'en a rien attiré; j'ai mis de
cette terre dans une décoction de noix de galle, elle
n'en a point été colorée ni en violet, ni en noir.

Ces expériences paroissoient donc détruire entièrement, ce que les prémières avoient établi sur
la nature ferrugineuse de cette source, lorsqu'on m'en
envoya une phiole à Paris au mois d'Avril suivant
(1778), je la soumis aussitôt aux expériences néces-
saires pour m'assurer, si elle n'avoit pas recouvert
son principe ferrugineux; elle devint avec la décoction, & même avec les simples tranches de noix de
galle d'un violet, qui passa par des nuances insensi-
bles à un pourpre très-foncé (s) ; je remarquai en-

____

(s) Pourquoi cette source après avoir été nétoyée a-t-elle
 perdu sa qualité ferrugineuse, pour ne la reprendre, que
 plusieurs mois après? il me paroît difficile d'en donner
 une raison bien satisfaisante ; je ne crois pas, qu'on puisse
 raisonnablement prétendre, que cette eau tiroit son prin-

core avec plaisir, qu'elle avoit conservée tout son piquant, comme si elle avoit été tirée immédiatement de la source, ce qui confirme, ce que j'ai dit plus haut sur la facilité de transporter ces eaux, & de les conserver longtemps sans altération sensible.

Depuis mon retour j'ai eu occasion de répéter souvent à la source cette expérience de la noix de galle, & toujours avec le même effet.

On voit d'après toutes ces évaporations réitérées de chaque source de combien de variations les eaux minérales sont susceptibles dans la quantité & la proportion des principes, qui les constituent; elles varient non seulement selon les saisons, mais encore tous les jours de l'année & à toute heure de la journée; quoique ces différences légères n'influent point sensiblement sur les vertus des eaux minérales, elles suffisent du moins pour établir l'impossibilité, où l'on est, de pouvoir déterminer au juste la quantité de principes contenus dans une quantité donnée

cipe ferrugineux du fer tombé par hazard dans son réservoir, & dont elle se chargeoit plus ou moins, à mésure qu'elle y séjournoit, que ce fer ayant été évacué avec le reste du dépôt, lorsque je fis nétoyer la source, l'eau ne trouvant plus de fer à dissoudre devoit nécessairement cesser d'être ferrugineuse; sans cela il faudroit admettre, que 3 ou 4 mois après le bonheur fit tomber une seconde fois du fer dans ce réservoir, pour rendre cette eau de rechef ferrugineuse, ce qui ne me paroit certainement pas probable.

C 3

d'eau minérale, & pour faire fentir l'inutilité de la fcrupuleufe exactitude, dont la plupart des auteurs d'eaux minérales ont cru devoir fe faire un mérite en évaluant jufqu'à $\frac{1}{9}$ ou $\frac{1}{10}$ de grain la matiere folide contenue dans les eaux.

Ce changement continuel dans la proportion des principes des eaux minérales eft aifé à concevoir, en reflèchiffant, que le terrein, que ces eaux parcourrent, & dont elles tirent leurs principes, eft fujet à des variations & à des inégalités infinies, ce qui doit néceffairement influer fur l'eau même.

Il y a d'autres caufes encore, qui peuvent contribuer à la différence des réfidus, qu'on retire par des évaporations réitérées d'une même eau minérale; c'eft la nature & l'appareil des vaiffeaux, dans lesquels on évapore, & le dégré de chaleur plus ou moins violent, qu'on emploie dans l'évaporation; à quoi l'on peut ajouter auffi, ce qui refte attaché aux parois des vaiffeaux après l'évaporation; mais cet inconvénient n'a lieu, que lorfqu'on évapore jufqu'à fec, on l'évite aifément en féparant le dépôt, à mefure qu'il fe forme, & en laiffant à la derniere portion du réfidu une petite quantité de véhicule, qu'on fait diffiper lentement à l'air libre; par cette évaporation infenfible à l'air le réfidu ne s'attache pas fi fortement aux parois du vaiffeau, que par l'évaporation au feu.

Cette méthode d'évaporer eft fans contredit la meilleure, parcequ'elle eft la plus fimple & la plus

courte; je ne l'ai point fuivi faute de l'avoir connue dans le temps, que je faifois mon analyfe, je ne
connoiffois pour - lors, que la méthode d'évaporer à
fec ; je la fuivois avec d'autant plus de confiance,
qu'elle fe trouvoit dans l'analyfe des eaux de *Rip-
polfaw* de Mr. SPIELMANN, que j'avois prife pour
modele, & à laquelle je m'étois attaché pas à pas.

Cette méthode n'influe à la vérité en rien fur
l'exactitude de l'analyfe, elle n'a d'autre défaut, que
celui d'être plus longue; car il eft évident, que par
l'autre méthode on gagne le temps, qu'on emploie inutilement dans celle - ci à diffoudre de nouveau le réfidu de l'évaporation dans l'eau; car à quoi bon évaporer l'eau jufqu'à fec, pour diffoudre encore dans
l'eau le réfidu, qu'on retire de cette évaporation ?
n'eft - il pas plus court d'examiner les principes, qui
conftituent l'eau minérale à mefure qu'ils fe précipi-
tent par l'évaporation ?

Il ne me refte pour terminer la partie chymique
de cette analyfe, qu'à dire un mot du principe volatil, piquant & élaftique, dont ces eaux font abondamment chargées. Ce principe a donné lieu à beaucoup de fyftêmes; prefque tous les Chymiftes, qui
ont écrit fur les eaux minérales, ont raifonné différemment fur fa nature, & lui ont donné des noms
différents, fans le connoître pour cela davantage; l'on
peut dire, que les opinions fur ce principe fe font

d'autant plus multipliées, qu'on s'écartoit davantage de la connoissance de sa vraie nature.

La découverte de la nature de ce principe étoit réservée à notre siecle; tous les Chymistes en attribuent unanimement l'honneur à Mr. VENEL, Professeur de Chymie en l'Université de Montpellier, mort depuis quelques années: il démontra le premier en 1750 dans deux mémoires, qui se trouvent parmi ceux des savants étrangers volume second, que le goût vif & piquant des eaux minérales improprement appellées *acidules*, & que les petites bulles, qui s'élevent continuellement à leur surface, ne sont dûs, qu'à cette espece de substance gaseuse, connue sous le nom d'*air fixe*, ou de *gas méphytique*, qu'elles tiennent en dissolution; Mr. VENEL parvint à contenir, & à rassembler ce principe, à le soumettre à la balance & à en déterminer ainsi la quantité dans un volume donné d'eau minérale; il parvint aussi à faire passer ce principe dans l'eau douce, & à lui communiquer par ce moyen la saveur des eaux minérales acidules.

Cet habile Chymiste est encore le premier, qui ait reconnu la qualité, qu'à l'air fixe de rendre le fer soluble dans l'eau à la maniere des acides; mais il étoit fort éloigné de soupçonner, que cet air fixe fut un acide lui-même; il croyoit, qu'il n'étoit qu'une simple modification de l'air atmosphérique; & en cela il se laissa séduire par les apparences; il lui paroissoit fort naturel de penser, qu'une substance élastique, invifible comme l'air de l'atmofphère, quoiqu'elle en différat à certains égards, ne devoit cependant être, que ce même air de l'atmofphere, dont l'*aggrégation* feulement étoit changée.

Mais Mrs. BERGMANN (*t*), BEWLY (*u*), & plufieurs autres Chymiftes ont démontré de la maniere la plus convaincante, que l'air fixe eft un vrai acide d'un genre particulier (*fui generis*); cette fubftance gafeufe ayant par fa qualité d'acide la propriété de s'unir au fer, & de le rendre plus foluble dans l'eau, qu'il ne l'eft par lui-même, il eft facile de rendre raifon, pourquoi les eaux ferrugineufes à *gas*, c'eft-à-dire celles, dans lesquelles le fer n'eft point dans un état vitriolique, mais diffout par le moyen du gas méphytique, (dans le nombre desquelles on doit comprendre notre fixieme fource;) perdent non feulement, lorfqu'elles reftent pendant quelque temps expofées à l'air dans des vaiffeaux ouverts, ou lorfqu'on les chauffe même affez légèrement, leur goût vif & piquant, mais encore la qualité, qu'elles ont de rendre la décoction de noix de galle violette, ou d'un noir plus ou moins foncé.

Pour déterminer la quantité refpective de gas méphytique contenue dans nos eaux, j'employai l'ex-

(*t*) *Mémoires de l'Académie de Stockolm*, Avril, May, Juin, 1773.

(*u*) *Expériences & Obfervations fur différentes efpeces d'air* par Mr. PRIESTLEY, pag. 60. Tom. III.

périence de la vessie (x), l'appareil consiste à lier au col d'une bouteille de pinte ordinaire une vessie mouillée & bien souple, qui est destinée à recevoir le fluide gaseux, qui se dégage de l'eau minérale contenue dans la bouteille ; je remplis d'eau de chaque source des bouteilles ainsi surmontées d'une vessie, j'eus soin de bien presser les vessies, pour en faire sortir tout l'air atmosphérique, qu'elles pouvoient contenir, j'agitai fortement les bouteilles pour favoriser le dégagement du *gas*; j'observai d'après le gonflement des vessies, que la seconde & la premiere sources contenoient la plus grande quantité de ce fluide gaseux, & que la quatrieme en étoit le moins chargée.

Ayant ainsi mésuré d'après le gonflement des vessies la quantité réspective d'*air fixe* dans les différentes sources, je plongeai le col de ces vessies dans de l'eau commune, & les ligatures étant défaites, j'exprimai ce qu'elles contenoient, ayant soin de remuer l'eau, afin de favoriser l'absorbtion du *gas*; je goûtai

---

(x) Mr. MONNET prétend pag. 79. de son *Traité des eaux minérales*, que cette maniere de mésurer le gas des eaux minérales n'est pas exacte, puisqu'il peut passer en même temps dans la vessie de l'eau réduite en vapeur; je conviens avec Mr. MONNET, qu'il est impossible d'apprécier par cette méthode au juste la quantité absolue de *gas méphytique* contenu dans un volume donné d'eau; mais je crois, que cet appareil suffit pour déterminer la quantité réspective de gas dans différentes sources d'eaux minérales.

l'eau imprégnée de ce principe, & je comtai lui trouver un goût aigrelet & piquant; mais le goût dès-
agréable de veſſie, que l'eau avoit contractée, m'em-
pêcha de remarquer d'une maniere bien ſenſible le
piquant, que le *gas méphytique* ne manque jamais de
communiquer à l'eau douce.

Le gas méphytique n'eſt pas la ſeule ſubſtance
gaſeuſe, qui ſe trouve dans les eaux minérales; il
n'eſt pas douteux, qu'il ne s'y rencontre auſſi d'autres eſpeces de *gas*, principalement le gas inflammable (*y*); je penſe, que ce gas joue un grand rôle dans
les eaux minérales ſulfureuſes, c'eſt-à-dire dans toutes celles, qui ont l'odeur & le goût de foie de ſoufre, & qui noirciſſent l'argent & les métaux blancs en
général; que c'eſt à ce *gas*, que ces eaux doivent ces
propriétés, qui les caractériſent, & qu'on attribue
plus communément à la préſence du foie de ſoufre,
& qui en dépendent cependant le moins ſouvent; car
il eſt connu aujourd'hui, que le plus grand nombre
de ces eaux, qui ont le goût & l'odeur d'*hepar*, &
qui noirciſſent l'argent &c., ne contiennent pas un
atôme de matiere ſulfureuſe. HOFFMANN fait déjà

___

(*y*) Mr. VOLTA, Profeſſeur de Phyſique expérimentale à
Côme, a démontré l'exiſtence de ce gas dans les lacs,
dans les étangs & dans quelques fontaines d'Italie: voyez
pag. 7. de ſes *Lettres ſur l'air inflammable des marais*;
mais il ne parle point du gas inflammable dans les eaux
minérales.

mention dans fa differtation fur là maniere d'analyfer les eaux minérales d'une pareille fource, qui fe trouve près de Francfort, dans laquelle il dit n'avoir pu découvrir un veftige de foufre (z). Les eaux d'*Aix - la- Chapelle*, celles de *Baredges* & de *Cauterets* font de cette nature, ainfi que les eaux de *Montmorency* analyfées par Mr. MAQUER. Telles paroiffent être auffi celles de *Sultz* en baffe Alface, au moins dans les analyfes, que j'en ai vu, je n'ai pu trouver une feule expérience, qui y démontre l'exiftence du foufre; telle étoit encore notre fixieme fource dans le temps, qu'elle avoit le goût, & l'odeur de foie de foufre, & qu'elle poffédoit même à un dégré très - marqué.

Les Chymiftes, qui ont obfervé les premiers ce phénomène, étoient très - embaraffés d'en donner une raifon fatisfaifante, ceux fur - tout, qui étoient dans la prévention de croire, que le goût & l'odeur d'œufs pourris & la qualité de noircir l'argent étoient des propriétés effentielles au foie de foufre, inféparables de fon exiftence, & qui démontroient conféquemment felon eux, partout où elles fe trouvoient, la préfence du foie de foufre; quoiqu'ils ne pouvoient point parvenir à démontrer par leurs expériences le foufre, qu'ils prétendoient exifter dans les eaux minérales d'après le goût & l'odeur de foie de foufre, qu'ils y rencontroient, ils aimoient mieux fe perfua-

_____

(z) Tom. III. in folio, pag. 140. §. LIII.

der, que ce prétendu foufre étoit d'une nature fi fub-
tile, qu'il étoit entièrement incoërcible, & qu'il
échappoit ainfi à leurs recherches, que d'abandonner
l'idée, qu'ils avoient adopté de l'impoffibilité, que
le goût & l'odeur d'*hepar* put exifter fans foie de foufre. Cependant pour peu, que leur prévention leur
eût permis de réfléchir, ils euffent dû s'apperçevoir,
qu'il y a une infinité de fubftances, qui ont le goût
d'*hepar*, & qui en répandent l'odeur, dans lesquelles
il feroit ridicule de foupçonner du foie de foufre;
foutiendront-ils par exemple, qu'il en exifte dans
les œufs cuits?

Le fentiment de ceux, qui expliquent le goût
& l'odeur d'œufs pourris dans les eaux minérales,
qui ne contiennent point de foie de foufre, par le
moyen d'une vapeur phlogiftiquée, qu'ils prétendent
émaner de ces efpeces d'eaux, eft plus vraifemblable;
il eft fondé, comme l'opinion des Chymiftes fur la
caufe de la couleur ardoifée du précipité d'argent,
dont j'ai parlé dans la feptieme expérience des réactifs,
fur le phlogiftique comme principe des couleurs &
des odeurs; on doit rapporter ici, ce que j'ai dit à
ce fujet dans cette expérience.

Mais Mr. ROUELLE me paroît avoir donné la
vraie folution de ce problème; les conjectures, qu'il
a propofé fur cette matiere, font appuyées fur des
expériences fi convaincantes, qu'elles peuvent tenir
lieu de démonftration: il penfe, que le goût & l'o-

deur de foie de foufre dans les eaux minérales, & la propriété, qu'ont ces eaux de noircir l'argent, dépendent du gas inflammable, qu'elles contiennent, & dont il a le premier foupçonné l'exiftence dans les eaux minérales; il fut conduit à cette opinion par les expériences fuivantes, qui font imprimées dans le *Journal de Médecine* du mois de May 1773, & dont on trouve tout le détail dans les *Opufcules phyfiques & chymiques* de Mr. LAVOISIER pag. 160. & fuivant: tel qu'il exifte dans le *Journal de Médecine*.

Mr. ROUELLE effaya d'aërer de l'eau de la fêne avec la vapeur, qui émane de la précipitation du foie de foufre par les acides; voici ce qu'il obferva: L'eau chargée de cette vapeur avoit contracté un goût & une odeur d'*hepar* très-fenfibles; elle conferva ces propriétés affez longtemps même expofée à l'air libre, elle noirciffoit affez promptement non feulement la mine de fer, mais encore les faffrans de Mars calcinés & non attirables par l'aimant; cette vapeur étoit très-inflammable, peu mifcible à l'eau, fuffoquante, comme il en a fait l'épreuve fur lui-même; c'eft-à-dire cette vapeur étoit un vrai gas inflammable; car les propriétés, que nous venons de rapporter, font celles, qui caractérifent effentiellement cette efpece de *gas*.

Mr. ROUELLE en pourfuivant fes expériences fur les différentes efpeces de *gas* obferva d'une autre part, que la vapeur, qui fe dégage d'une diffolution de fer

par l'acide du fel étoit auffi inflammable & très-peu
foluble dans l'eau, mais que cependant, quelque petite, que fut la quantité, que l'eau en prenoit, elle
en contractoit un goût & une odeur très-forte d'*hepar* ou d'œufs pourris, que cette vapeur noirciffoit
la diffolution d'argent, comme celle, qui s'éleve de
la précipitation du foie de foufre par les acides (*a*). Il
obferva encore, que la vapeur, que l'on obtient de
la diffolution du zinc dans les différens acides, étoit
auffi un *gas inflammable* ayant les mêmes propriétés
que celui de la diffolution du fer dans l'acide marin,
& celui de la précipitation du foie de foufre par les
acides.

Cet habile Chymifte s'étant ainfi affuré, que non
feulement le gas inflammable, qu'il a retiré de la décompofition du foie de foufre par les acides, mais auffi
celui, qu'il a obtenu de différentes folutions métalliques, avoit la propriété de tranfmettre à l'eau le
goût & l'odeur de foie de foufre, & la qualité de
noircir l'argent, il en a inféré, que les eaux minérales *fulfureufes* pourroient très-bien ne devoir leur

---

(*a*) Mr. MAQUER & Mr. DE MONTIGNY ont reconnu de
même la propriété, qu'a l'air inflammable de noircir non
feulement la diffolution d'argent, mais auffi les diffolutions des autres métaux blancs, telles que celles de mercure & de plomb. Voyez l'article du gas inflammable dans
la nouvelle édition du *Dictionnaire de Chymie* de Mr.
MAQUER Tom. II. pag. 320.

goût & leur odeur d'*hepar*, & la qualité, qu'elles ont de noircir l'argent & les métaux blancs, qu'au gas inflammable, qu'elles contiennent.

C'eſt ainſi, qu'après être parvenu à imprégner l'eau douce de gas méphytique, & à lui communiquer par ce moyen le même montant, qu'on remarque dans les eaux vulgairement appellées acidules, telles que les eaux de *Seltz*, on a conclu avec raiſon, que ce *gas* étoit la vraie cauſe du goût piquant & vineux de ces eaux.

On peut ajouter encore aux expériences de Mr. ROUELLE des faits inconteſtables, & que tout le monde peut obſerver. Savoir

1) Que tous les corps, qui ſont dans l'état de putréfaction, répandent la même odeur, & ont le même goût de foie de ſoufre, que le *gas* inflammable tiré des différentes ſubſtances, dont il eſt fait mention dans les expériences de Mr. ROUELLE, que la vapeur, qui exhale de ces corps dans cet état, eſt vraiement inflammable, & noircit auſſi l'argent &c.

2) Que tous les corps ſuſceptibles de combuſtion, lorſqu'on les plonge dans l'eau dans l'état actuel d'embraſement, c'eſt à-dire dans le moment, où le gas inflammable s'en échappe (*b*), ayant ſoin de
bien

(*b*) Car tous les corps combuſtibles contiennent du *gas inflammable*, ſans ce gas aucun corps ne peut brûler; c'eſt lui, qui eſt le phlcgiſtique par excellence, & par conbien boucher le vaiffeau, dans lequel l'eau eft contenue, communiquent à cette eau un goût & une odeur d'*hepar* fi marqués, qu'on peut par ce moyen contrefaire parfaitement les eaux fulfureufes, comme on en a fait l'épreuve en jettant dans l'eau une pyrite enflammée, où en y plongeant un fimple fer rougi *(c)*, il eft donc naturel de conclure de tous ces faits réunis, que le gas inflammable eft la vraie caufe du goût & de l'odeur d'*hepar*, ainfi que de la propriété de noircir l'argent, qu'on remarque dans les eaux minéralcs fulfureufes, & que ce gas peut être produit de beaucoup de manieres dans ces eaux, fans être toujours l'effet de la décompofition du foie de foufre *(d)*; ce qui femble encore confirmer, que l'odeur & le goût d'*hepar* dans les eaux minérales fulfureufes dépend réellement du gas inflammable, que ces eaux contiennent, c'eft que la plupart d'entre elles perdent ce goût & cette odeur en les chauffant même

---

féquent le principe de la combuftion, comme Mr. VOLTA me paroît l'avoir démontré dans fes *Lettres fur l'air inflammable des marais.*

(c) *Traité fur les eaux minérales* par Mr. MONNET, pag. 66. & 67.

(d) Il paroit, que notre fixieme fource devoit fon goût & fon odeur de foie de foufre au gas inflammable, qui exhaloit des fubftances putrifiées, qui étoient au fond de fon réfervoir, du moins après avoir fait vuider & bien nétoyer cette fource, elle a perdu ces propriétés, & ne les a plus recouvertes depuis.

D

affez légèrement, ce qui n'arriveroit affurément point, fi ces propriétés étoient toujours l'effet d'un foie de foufre alkalin ou terreux.

Ce que nous venons de dire démontre à la vérité à n'en pouvoir douter, que le *gas inflammable* exifte fouvent dans les eaux minérales, & que c'eft ce gas, qui, lorfqu'il fe trouve dans ces eaux, leur donne les propriétés des eaux *fulfureufes*; mais le goût & l'odeur de foie de foufre, & la propriété de noircir l'argent eft-elle toujours une preuve de l'exiftence du *gas inflammable* dans les eaux minérales? ou bien ces propriétés peuvent-elles auffi dépendre d'un autre principe quelconque indépendant du gas inflammable? quoiqu'il paroiffe fuivre de toutes les expériences & de tous les faits, dont nous venons de rendre compte, que le gas inflammable eft l'unique fubftance, qui foit en poffeffion de ces propriétés, ce n'eft que l'analyfe cependant, qui puiffe prononcer d'une maniere décifive fur cet objet, ce n'eft qu'après être parvenu à féparer des eaux fulfureufes ce principe, qui leur donne le goût & l'odeur d'hepar, & après l'avoir foumis aux expériences néceffaires pour découvrir fa nature, qu'on connoîtra, fi ce principe eft identique, ou non dans toutes les eaux minérales fulfureufes; le procédé, dont Mr. VOLTA s'eft fervi pour découvrir l'air inflammable dans les marais, fuffit pour cet objet; il eft très-fimple & très-aifé à mettre en pratique, il ne faut pour cela qu'être à portée de ces eaux ; il feroit donc à défirer, que les Chymiftes, qui fe trouvent dans le voifinage des eaux fulfureufes, vouluffent nous apprendre, fi le principe du goût & de l'odeur d'*hepar* dans ces eaux eft toujours le gas inflammable, ou non. Cette matiere eft affurément très-intéreffante, & me paroît mériter d'être fuivie avec foin, elle n'eft point de fimple curiofité ; elle peut dévenir de très-grande utilité en Médecine ; il paroît même étonnant, que perfonne n'ait penfé jufqu'ici à employer le gas inflammable dans l'économie animale ; le fuccès, avec lequel on s'eft fervi, & dont on fe fert journellement du *gas méphytique*, auroit dû engager à faire les mêmes tentatives fur les autres efpeces de *gas* ; mais l'enthoufiafme, avec lequel on s'eft occupé jufqu'àpréfent à faire des recherches fur les propriétés médicinales du *gas méphytique*, a fait oublier fans doute les autres fubftances gafeufes ; peut-être que dans la fuite les favans s'en occuperont plus particulièrement, & qu'ils fe plairont à nous dévoiler les vertus médicinales de cette efpece de *gas*, comme ils l'ont fait à l'égard du gas méphytique.

Je penfe, que cette branche de fecours médicinaux aériens ou gafeux mériteroit d'être cultivée avec plus de foin ; l'unique précaution, qu'il faut avoir en travaillant fur cette matiere, c'eft de fe garantir de toute prévention, qui fait toujours appercevoir les objets, non comme ils font, mais comme

on veut les voir, & de ne pas s'abandonner à l'enthoufiafme, qui s'empare prefque de tous ceux, qui
parlent d'un remede nouveau; ils ne s'étudient, qu'à
en faire l'éloge, & ne manquent pas d'attribuer au
remede, qu'ils ont envie de préconifer, toutes les
vertus, qu'ils lui defirent; le gas méphytique paroît
avoir fubi le même fort.

Si j'ofois me livrer à des conjectures fur les vertus particulieres des eaux, qui contiennent du *gas inflammable*, je ne craindrois point de faire connoître,
que j'ai des raifons pour préfumer, que ces eaux pourroient être employées avec fuccès dans les maladies
nerveufes, particulièrement dans celles, où les nerfs
trop mobiles n'attendent qu'une légère impreffion
pour exciter des mouvemens irréguliers. Si l'on veut
réfléchir fur les propriétés du gas inflammable & fur
celles, que ce gas communique à l'eau (e), on trou-

(e) Quoique ce gas foit prefqu'infoluble dans l'eau, quelque petite que foit la quantité, que l'eau en prend, elle
en eft altérée confidérablement, comme on peut s'en con-
vaincre par le goût & l'odeur d'hepar très-fenfibles,
qu'elle contracte; il eft donc poffible, que quoique la
quantité de ce gas, que nous pouvons prendre avec l'eau,
foit infiniment petite, elle foit cependant capable de
produire des effets très-marqués dans l'économie animale.
D'ailleurs en faifant des recherches on trouvera peut-être
un intermede, qui rendra ce gas plus foluble dans l'eau
fans diminuer pour cela fes propriétés; peut-être encore
trouvera-t-on un véhicule plus convenable à cette fubftance gafeufe.

vera facilement une partie des raisons, sur lesquelles je fonde mes soupçons; je ne m'engagerai dans aucune digression à cet égard, parceque je suis persuadé, qu'il n'y a que l'observation, qui puisse prononcer sur les effets des remedes; c'est à elle seule, que je m'en rapporte sur cet objet, elle seule détruira ou vérifiera mes doutes.

Il resulte de l'analyse des eaux de Sultzmatt, que je viens d'exposer, que les cinq premieres sources contiennent 1. du *gas méphytique*, qui leur donne le goût vif & piquant, qu'elles possédent à un dégré très-marqué; 2. du sel alkali minéral, qui en forme la base; 3. une terre absorbante de nature calcaire; 4. de la sélénite (*f*); 5. de la terre vitrifiable, & 6. enfin un vestige de matiere bitumineuse, dont Mr. Guérin fait aussi mention dans sa dissertation pag. 41. & suivant: D'après ces principes ces sources doivent être rangées dans la classe des eaux minérales alkalines.

(*f*) Il paroît contraire aux loix de la Chymie, que la sélénite & l'alcali puissent exister ensemble dans une même liqueur, sans qu'il arrive une décomposition; mais Mr. Monnet a donné la solution de ce problême dans son *Traité des eaux minérales*, particulièrement à la page 48; il a démontré, que l'alkali peut se trouver dans les eaux minérales dans un état lixiviel & masqué de façon, qu'il ne puisse manifester toutes ses propriétés alkalines, & qu'il n'est conséquemmient point en état de décomposer la sélénite; c'est de cette maniere, que l'alkali est contenu dans nos eaux.

Il réfulte 2) que la fixiéme fource outre ces prin-cipes tient encore du fer en diffolution par le moyen du gas méphytique, c'eft-à-dire qu'elle eft une eau ferrugineufe à gas. La nature de cette fource n'a point été connue jufqu'ici; d'après l'examen, que nous en venons de faire, l'on voit combien elle mérite de l'être par la grande analogie qu'elle a avec une des eaux minérales les plus célebres de l'Europe, qui s'eft acquife à jufte titre la réputation, dont elle jouit au-jourd'hui; je veux parler des eaux de *Spaa*, qu'on ne croye pas, que j'exagere, ou que ce foit le motif de donner aux eaux de Sultzmatt plus de célébrité, qu'elles en ont, qui me faffe trouver de l'analogie entre ces eaux. Que l'on compare mon analyfe de cette fource avec celle des eaux de *Spaa* par Mr. MON-NET, on trouvera, qu'elles font alkalines l'une com-me l'autre, qu'elles font toutes deux ferrugineufes à *gas*, & pour le moins au même dégré felon l'expé-rience de la noix de galle; la différence, qui regne entre ces deux eaux, confifte dans la nature de l'al-kali; celui que Mr. MONNET a trouvé dans les eaux de *Spaa*, eft l'alkali végétal, & celui de notre fixiéme fource au contraire eft l'alkali minéral; il y a encore une pétite différence, en ce qu'outre la terre abfor-bante ordinaire, qui fe trouve dans notre fource, il y a auffi dans les eaux de *Spaa* cette efpece de terre abforbante, qui conftitue la bafe du fel d'Epfom, c'eft-à-dire la terre *magnéfienne*; or toutes ces légères différences chymiques en produifent encore de plus légères pour les vertus médicinales de ces eaux.

Après avoir démontré jufqu'ici par tous les moyens les plus appropriés les principes, qui conſtituent les eaux minérales de Sultzmatt, & avoir fait connoître leur différente proportion dans les différentes fources, il eſt aifé de voir, de quelle action la combinaifon de tous ces principes avec l'eau peut être fufceptible dans l'économie animale; il eſt conféquemment facile de déduire de là les vertus médicinales de nos eaux, & d'affigner les différentes maladies, où elles peuvent être employées avantageufement.

Dabord les cinq premières fources comme éminemment alkalines & légèrement favonneufes ont ces deux propriétés principaleş: 1) de délayer, d'incifer & de réfoudre les humeurs épaiffes, vifqueufes contenues dans les premieres voyes, ou arrêtées dans les extrèmités des vaiffeaux, & dans les différens vifceres, qui en font compofés. 2) De ramollir & de rélâcher les fibres trop roides & trop tendues, & de les ramener à leur ton naturel; elles conviendront donc dans tous les cas, où il faut fondre & donner de la fluidité aux humeurs épaiffies, & corriger la trop grande rigidité des fibres; ainfi prifes tant intérieurement, qu'en forme de bains, elles feront très-propres à lever les embarras, qui ont leur fiége dans le fyſtème de la veine porte, à réfoudre les obſtructions des vifceres non feulement du bas ventre, mais auffi des autres cavités du corps dépendantes de trop grande rigidité, & à guérir conféquemment la foule de maux, qui naiffent de la léfion plus ou moins confidérable des fonctions de ces vifceres, léfion, qui eft toujours rélative à l'intenfité de la caufe.

Elles feront par conféquent de très-grande utilité dans les jauniffes rébelles & opiniâtres, comme dans celles, qui furviennent après de longues fievres quartes ; dans le flux hémorrhoidal fupprimé, & les fymptômes plus ou moins graves, qui en dépendent ; dans l'écoulement douloureux des menftrues, ou leur fuppreffion totale, qui reconnoit pour caufe l'engorgement pituiteux de la matrice, par conféquent dans la ftérilité, qui en eft la fuite ; dans les pertes même, qui font auffi très-fouvent l'effet de l'obftruction de ce vifcere, dans les fleurs blanches & les pâles couleurs, qui naiffent encore de la même caufe &c.

Elles font utiles encore dans les flux de ventre chroniques de différentes efpeces, comme la lienterie, le flux coeliaque ; ces flux de ventre étant le plus communément produits par l'obftruction des voyes lactées & des glandes du méfentere.

Elles ne feront pas moins efficaces dans les engorgemens pituiteux du poumon, dans l'afthme pituiteux, & même convulfif, dans certains périodes de phtyfies pituiteufes & tuberculeufes, dont on trouve dans différens auteurs des exemples de guéri-

fon par le moyen de pareilles eaux; dans ces cas on pourra les marier avec du lait, fi les circonftances l'exigent indifpenfablement, je dis indifpenfablement, car je n'approuve point partout la méthode de couper les eaux minérales avec du lait, qu'on emploie fouvent fans néceffité; elle peut avoir des inconvéniens, & le moindre eft de diminuer l'action des eaux.

Ces eaux par une fuite des mêmes propriétés doivent être d'un très-grand fecours dans la plupart des maladies des enfants; ces maladies, du moins le plus grand nombre, dépendent de trois caufes principales, favoir: 1. de la crudité pituiteufe dans les prémières voyes, *a glutinofo fpontaneo* (g); 2. de la crudité acide, *ab acido fpontaneo* (h); 3. des vers. Or on voit déjà, fans que j'aye befoin de le dire, que nos eaux étant alkalines à un dégré fi confidérable doivent atténuer puiffamment, & rompre la ténacité de cette matiere vifqueufe & glaireufe, dont les prémîères voyes des enfants font fi fouvent farcies, & qui n'eft pour l'ordinaire que le produit de la mauvaife nourriture, qu'on leur donne; ces eaux, à ce que je penfe, feront plus en état, que tout autre rémede de dèsobftruer les veines lactées, de lever les engorgemens des glandes du méfentere, & de diffiper la groffeur & la dureté contrenature du bas ventre, qui

---

(g) VAN SWIETEN *Commentaria in* BOERHAAVE *Aphorifin.* &ç. Tom. I. pag. 86. & fequent.

(h) Tom. I. pag. 73.

en eſt l'effet; elles ouvriront ainſi les voyes du chile,
elles rétabliront les digeſtions, & ferout renaître
l'embonpoint aux extrémités émaciées & atrophiées,
à méſure qu'elles diſſiperont la groſſeur & la dureté de
l'abdomen, qui eſt la cauſe de la maigreur & du maraſme des extrémités. Elles feront par la même raiſon
le plus grand bien dans les maladies *ſcrophuleuſes* &
rachitiques; les ſymptômes, qui accompagnent ces
maladies, n'annoncent que de reſte le grand épaiſiſſe-
ment de la partie lymphatique des humeurs, épai-
ſiſſement, qui eſt même ſelon quelques auteurs la
ſeule cauſe de ces maladies.

C'eſt auſſi en détruiſant cette crudité pituiteuſe,
qui tapiſſe le canal inteſtinal, & qui eſt le ſiege & le
foyer ordinaire des vers, qu'elles guériront les maladies vermineuſes, & qu'elles feront diſparoître les
accidens effroyables, que les vers produiſent chez les
enfants; ces accidens ſont communément les convul-
ſions, & ſouvent la mort même, qui ſurvient quelquefois, avant qu'on ait reconnu la vraie cauſe du mal.

La crudité acide eſt de toutes les cauſes des maladies, dont les enfants ſont aſſiégés, celle, qui fait
le plus de ravages parmi eux, & qui en emporte le
plus grand nombre; c'eſt l'acide dans les prémières
voyes, qui donne lieu à ces déjections vertes, qui
tourmentent les enfants, & qui les conduiſent inſen-
ſiblement au maraſme; ces déjections ſont quelquefois ſi corroſives, qu'elles rongent les linges; de-là

naiſſent ces coliques plus ou moins douloureuſes, &
quelquefois ſi violentes, qu'elles entrainent les con-
vulſions les plus affreuſes & la mort. Il eſt facile
d'appercevoir, qu'il n'y a point de rémede plus pró-
pre à combatte, & à détruire cet acide & tous les
ſymptômes terribles, qui en tirent leur origine, que
nos eaux alkalines; je crois donc avoir démontré,
que ces eaux font un rémede très-propre à combattre la plupart des maladies des enfants; elles
ont encore cet avantage, qu'on peut les leur faire
prendre avec plus de facilité, que tout autre remede, elles n'ont rien dans leurs qualités ſenſibles, qui puiſſe les faire rébuter, ſi ce n'eſt peut-ètre
leur goût aigrelet & piquant, qu'on pourra même,
lorſque l'enfant réfuſera de les prendre, maſquer avec
un peu de ſyrop ou d'une décoction adouciſſante quelconque, ſans que pour cela leurs vertus en ſoient altérées ſenſiblement; elles produiront ainſi tout leur
effet, ſans avoir la moindre apparence d'un remede.

Il me paroît, que ce que je viens de dire ſur
l'efficacité de nos eaux dans les maladies d'enfans &
de la facilité à les y employer, n'eſt point à négliger,
& en effet combien d'enfants ne voit-on pas journellement ſuccomber aux différentes maladies, que j'ai
rapporté, & cela ſouvent parcequ'ils répugnent presque tous les rémedes, & qu'on eſt pour ainſi dire
forcé à ne leur en adminiſtrer aucun?

Les cinq prémières ſources ſont encore du plus

grand fecours dans les maladies thumatifmales de toutes efpeces; il exifte un grand nombre d'obfervations rares & intéreffantes fur la guérifon de ces maladies opérée par l'unique fecours de ces eaux.

Elles donnent du foulagement dans les maladies arthritiques, dans les accès de goutte, dans la goutté rémontée ou errante; la boiffon de ces eaux en levant d'une part tous les obftacles, qui fe rencontrent dans la circulation, déterminera le cours des humeurs à la circonférence, & empêchera, que la matiere goutteufe fe dépofe fur un vifcere effentiel à la vie, tandis que les bains de leur côté fixeront la matiere goutteufe aux extrémités.

Ces mêmes bains & les douches principalement pourront contribuer à fondre, & à diffiper les tumeurs & les nodofités goutteufes, qui furviennent aux articulations après des accès de goutte réitérés.

Comme alkalines & à raifon du gas méphytique, qu'elles contiennent abondamment, elles feront adminiftrées avec le plus grand fuccès dans le calcul des reins & les maux néphrétiques, qui en dépendent, elles doivent effectivement jouïr de ces vertus, s'il eft vrai, que jufqu'à préfent les fubftances alkalines (& felon les obfervations modernes le gas méphytique) foient celles, dont l'expérience ait démontré le fuccès le plus heureux, lorfqu'il s'agiffoit de détruire ou de diminuer les concrétions calculeufes du corps humain, ou tout au moins de s'oppofer à leur aggrandiffement.

Rien ne paroît mieux convenir, que ces eaux dans un grand nombre de maladies nerveufes, particulièrement dans les affections hyftériques & hypochondriaques ; quoique ces maladies ne foient fouvent produites, que par une caufe morale, on peut cependant affurer, & furtout lorfqu'elles ont duré pendant quelque temps, qu'elles font toujours accompagnées d'embarras dans les vifceres du bas ventre ; les flatuofités, les gonflemens, les borborygmes en font la preuve ; la boiffon & les bains de nos eaux ne peuvent être dans ces circonftances, que d'une grande utilité, en calmant les fpafmes ils rendront la circulation plus libre, diviferont les engorgemens & les obftructions des vifceres du bas ventre, qui font toujours ou la caufe, ou l'effet de ces maladies ; d'ailleurs l'amœnité du lieu, l'air pur & vif, qu'on y refpire, la compagnie, qu'on y trouve, le changement continuel des objets environnans, l'éloignement des affaires domeftiques feront autant de moyens, qui concourreront d'une maniere efficace à diffiper cette mélancholie profonde, qui a fa fource dans l'imagination.

Je ferois d'ailleurs affez porté à croire, que nos eaux ne guériffent non feulement les maladies, dont nous venons de parler en attaquant leur caufe, mais qu'elles ont en outre une vertu vraiment calmante & antifpafmodique, qu'elles agiffent d'une maniere particuliere fur le genre nerveux, en diminuant cette senfibilité trop grande , dont paroiffent jouir les nerfs, lorfque par l'effet d'une impreffion même légère ils donnent lieu à des mouvemens irréguliers & difproportionnés ; ne feroit-il pas permis de foupçonner, que c'eft le gas méphytique, qui donne à nos eaux la vertu calmante, què nous leur attribuons ? Scroit-il abfurde de penfer , que ce gas a la propriété d'agir immédiatement fur les nerfs , & de diminuer leur mobilité & leur fenfibilité trop grandes ? la vertu affoupiffante, foporifique, qu'ont différens corps dans le moment qu'ils laiffent échapper leur *gas méphytique*, tels que le charbon ardent &c. la vertu inébriante des liqueurs fermentantes, l'abolition prefque fubite du fentiment & du mouvement, lorfqu'on eft frappé vivement par le gas méphytique, qui émane des corps dans l'état d'effervefcenqe, de fermentation ou de putréfaction, la vertu antiémétique de la potion de riviere, qui n'eft autre chofe que le dégagement du gas méphytique par l'effervefcence d'un acide avec un alkali , me femblent être autant de preuvès, fur lesquelles cette conjecture eft fondée ; quoiqu'il en foit, il fuffit que l'on fache , que l'obfervation nous a tranfmife un grand nombre de guérifons furprenantes d'affections hyftériques, hyppochondriaques, de paralyfies à la fuite d'apoplexie, d'hémiplégies & d'autres maladies nerveufes par leur moyen , pour que je fois en droit de leur croire la faculté d'être utiles dans les maladies, que je viens de défigner.

Ces eaux conviennent enfin (furtout étant appli-
quées en bain) dans les maladies cutanées en général, dans les gales récentes, invétérées & rentrées,
dans les dartres, la teigne &c.

Elles conviennent dans les membres deffèchés &
roidis, & les paralyſies, qui en dépendent, dans
les ankiloſes & les tumeurs froides; c'eſt dans ces cas,
qu'elles doivent être principalement employées en forme de douche.

Telles ſont les propriétés principales des cinq
prémières ſources; ces propriétés ſuivent naturellement des principes, que j'y ai démontré; il ſera facile
maintenant d'en déduire encore celles, que je puis
avoir paſſé ſous ſilence.

Ces ſources ne different entre elles, que dans la
proportion de leurs principes; cette nuance, cette
variété n'eſt pas ſans avantage; on trouve ainſi dans
les différentes ſources, de quoi proportionner le rémede à la grandeur du mal; on peut conféquemment
employer la plus forte ou la plus foible, ſelon la dis-
poſition individuelle du ſujet, & ſelon l'intenſité &
la véhémence de la cauſe de la maladie.

La ſixiéme ſource, outre la qualité délayante,
fondante & inciſive, qu'elle partage avec les cinq prémières, a encore la propriété de rétablir par ſon principe martial le reſſort des fibres foibles & lâches, de
ranimer l'action des ſolides, de diſſiper les engorgemens, qui naiſſent d'atonie, d'augmenter les excré-

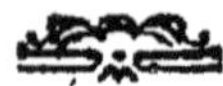

tions trop foibles , de diminuer celles , qui font trop fortes, de rélever l'action des nerfs & d'appaifer leurs mouvemens irréguliers dans un grand nombre de circonftances, enfin de rétablir dans leur vigueur naturelle toutes les fonctions languiffantes en réveillant la circulation, & en donnant au fang & à toutes les humeurs la confiftance, la couleur & toutes les autres qualités réquifes; telles font les propriétés du fer en général, qui doivent ètre d'autant plus fenfibles & plus marquées dans notre fource, que le fer y étant uni par les mains de la nature aux autres principes, dont nous avons parlé, devient tout à la fois un rémede plus fûr & plus actif.

L'eau de cette fource convient donc dans toutes les maladies prefqu'innombrables d'atonie & de rélachement; ces maladies font en général la foibleffe d'eftomach, la perte d'appétit, les digeftions léfées, le vomiffement; les flux de ventre chroniques, les incontinences d'urine à la fuite d'un rélachement du fphincter de la veffie, occafionné par une rétention d'urine forcée & trop longtemps continuée, ou par une autre caufe quelconque; les fécrétions & les excrétions trop abondantes caufées par le rélachement des couloirs, comme les pertes de femence, les fueurs continuelles de toute l'habitude du corps, ou feulement locales, comme des mains, des pieds &c. Ce font la plupart des maladies du fexe, dans lefquelles les eaux ferrugineufes en général font des merveilles,

puifque

puifque ces maladies doivent le plus fouvent leur origine à la vie fédentaire, molle & oifive, que menent
les femmes du monde; par conféquent elles rémédie-
ront très-bien aux affections vaporeufes, à l'écoulement douloureux des menftrues, à leur fuppreffion,
aux pertes, aux fauffes couches, aux fleurs blanches,
aux pâles couleurs, aux maux d'eftomach, qui jouent
un fi grand rôle chez les femmes d'un certain rang.

Ce font encore les maladies nerveufes, qui pro-
viennent de débilité du genre nerveux; comme les
tremblemens, les crampes fréquentes, les convul-
fions, les palpitations, les paralyfies, les migraines;
que ces migraines foient une affection purement ner-
veufe, ou l'effet d'un vice dans l'eftomach, ou qu'elles participent des deux, comme cela arrive le plus
ordinairement, les eaux martiales y font également
utiles; on peut y ajouter en outre les affections hypochondriaques & hyftériques.

Elles conviendront auffi dans les différentes maladies cachectiques comme l'anafarque, la leuco-
phlegmatie, & enfin dans la plupart des maladies
chroniques, qui font toujours accompagnées & fui-
vies de foibleffe, de rélachement des folides, & de la
décompofition & de l'appauvriffement des fluides;
l'obfervation a démontré, & démontre journellement,
que dans ces maladies les eaux martiales font d'une
efficacité incomparablement plus grande, que tous
les rémedes pharmaceutiques, & le fer même donné

en fubftance (*), & dans quels cas principalement ces
eaux doivent être préférées (*i*).

Ce font là les propriétés, que doit avoir l'eau de
la fixiéme fource rélativement au principe martial,
qu'elle tient en diffolution, & qui la différencie des
cinq prémières fources; j'ai démontré en fon lieu l'a-
nalogie parfaite, & le rapport intime, qui exifte entre les principes de l'eau de cette fource & de celle de
Spaa; ces eaux doivent conféquemment avoir auffi le
même rapport quant aux vertus médicinales; d'où il
fuit, que notre fixiéme fource peut être fubftituée
aux eaux de *Spaa* dans tous les cas, où l'on emploie
ces dernieres avec tant de fùccès, & qu'on peut en
attendre avec confiance les mèmes effets.

Comme l'effet d'un rémede dans l'économie animale dépend autant de la réaction de nos folides fur
le rémede, que de l'action du rémede fur nos folides, il eft clair, qu'il eft impoffible de porter un ju-
gement fûr & décifif fur les vertus d'un rémede uni-
quement d'après les principes, qu'on y a découvert
par l'analyfe chymique; ce ne peut être qu'après une
obfervation longue & exacte de tous les changemens,
qu'une fubftance produit dans le corps humain, qu'on

(*) On peut lire dans le Commentateur de BOERHAAVE le
détail de toutes les raifons de préférence, que doivent
avoir les eaux ferrugineufes fur les préparations martiales
quelconques.

(*i*) VAN SWIETEN *Commentaria in* BOERHAAVE *Aphoris-
mos de Cognofcendis & Curandis morbis* Tom. III. p. 660.

peut prononcer avec assurance sur ses vertus médicinales; il est donc nécessaire, pour ne rien laisser à
desirer sur tout ce que j'ai avancé sur les propriétés
médicinales de nos eaux de Sultzmatt, que j'ai déduit
d'après les principes, qui entrent dans leur composition, que j'y joigne encore, ce que les gens de l'art
& des hommes d'un mérite connu ont observé sur la
guérison de différentes maladies par leur moyen; je
ne prétends point donner ici un récueil de toutes les
observations, qui existent sur les effets de ces eaux;
ces observations réunies formeroient seules un traité
volumineux, j'espere en faire la matiere d'un autre
ouvrage, qui sera la suite de celui-ci; je n'ai d'autre dessein pour le présent, que de confirmer par
l'autorité, ce que j'ai prouvé jusqu'ici par le raisonnement, afin qu'en réunissant ainsi l'observation à un
raisonnement éclairé la démonstration devienne en-
tiere & complette.

SCHENCK, qui est le premier, qui ait parlé des
eaux minérales de Sultzmatt, leur attribue la propriété de délayer, & de résoudre les humeurs épaisses
& visqueuses. de rendre la circulation libre, de rétablir les sécrétions & les excrétions, enfin de ranimer toutes les fonctions du corps; il rapporte, qu'il
les a employé avec le plus grand succès principalement dans les affections hystériques & hypochondriaques, il dit avoir guéri un grand nombre de ces
maladies par leur moyen, il ajoute, qu'elles font

beaucoup de bien dans les maladies inflammatoires &
malignes, lorfqu'on les donne pour boiffon ordinaire.

M. HOFFER, célebre Médecin de Mülhoufe,
confirme dans une lettre écrite à Mr. GUERIN, ce
que dit SCHENK fur les effets de ces eaux dans les
maladies hyftériques & hyppochondriaques, & il'af_
fure en outre, qu'il n'a pas obtenu moins de fuccès
dans les engorgemens & les obftructions des vifceres,
dans la fuppreffion des hémorrhoides, dans l'écoulement irrégulier des menftrues, dans les hémorrhagics
utérines & autres, dans les accès de néphrytique,
dans la dyfurie produite par une matiere vifqueufe ou
acre arrêtée dans les voyes urinaires.

Mr. BACCARA, Phyficien de Colmar & très-habile Practicien de fon temps, dit dans une lettre à
Mr. GUERIN avoir vu de très-bons effets de ces eaux
dans les maladies de la peau, des reins, de la matrice, dans les fleurs blanches, la foibleffe, la paralyfie & dans les douleurs des membres de différentes
efpeces.

Mr. EHRHART, Médecin d'un mérite diftingué,
a vu des douleurs arthritiques de plufieurs années,
pour lefquelles on avoit en quelque maniere épuifé
les fecours de l'art, fe diffiper entièrement par l'ufage
de ces eaux; il a de plus obfervé deux femmes hyftériques guéries par leur ufage.

Mr. WILLI, Médecin à Mulhoufe & Affocié de
l'Académie Royale de Chirurgie très-digne à toûs
égards de la réputation, dont il jouit, a bien voulu

me faire part de quelques obfervations fur nos eaux dans une lettre, qu'il m'écrivit à ce fujet; il fe met lui-même à la tête de fes obfervations : il rapporte, qu'après avoir été attaqué de douleurs rhumatifmales les plus violentes, généralement dans toutes les parties fupérieures du corps, accompagnées d'accidens les plus graves, & après avoir employé tous les remedes les plus appropriés à fon état, & adminiftrés par les mains les plus habiles, il fe rendit enfin aux eaux de Sultzmatt auffitôt que fon état le permît; il en eût un tel fuccès, que tous les baigneurs furent étonnés d'un rétabliffement fi prompt & fi marqué; il prit ces eaux pendant deux années confécutives, pour mieux affurer fa guérifon & pour prévenir les rechuttes; depuis ce temps il jouit d'une fanté auffi parfaite, qu'il puiffe la défirer.

Pendant le temps qu'il étoit aux bains, Mr. WILLI fut témoin de plufieurs guérifons remarquables; entre autres un officier à la fuite d'une maladie grave accompagnée d'accidens très-facheux, (qu'il ne détaille point) ne pouvoit marcher qu'à l'aide de deux béquilles, & encore avec la plus grande difficulté; il avoit déjà fait ufage pendant quinze jours fans aucun fuccès des bains de Sultzmatt; Mr. WILLI, qui le vit dans cet état, attribua ce peu de fuccès à ce que le malade prenoit les bains à un dégré de chaleur trop fort; il lui confeilla de ne prendre que des demi-bains, & feulement tièdes; il lui fit faire en outre deux faignées à quelques jours de diftance l'une de l'autre, parcequ'il avoit obfervé des fignes évidens de pléthore, tels que la plénitude du pouls, l'engourdiffement des membres, le gonflement des veines, des infomnies &c. Les demi-bains tiedes procurerent un effet fi prompt, qu'au bout de 3 jours il put déjà abandonner une de fes béquilles, au feptiéme ou huitiéme il marcha fans beaucoup de peine une canne en main, & dans l'efpace de quinze jours il s'en retourna chez lui bien portant.

Mlle Ríedem avoit depuis plus d'un an une telle extinction de voix, qu'elle pouvoit à peine fe faire entendre, elle ne pouvoit remuer le col, qu'avec la plus grande difficulté; lorfqu'elle étoit affife, on étoit obligé de lui foutenir toujours la tête à l'aide de quelques couffins pour la foulager; cette Dame avoit auffi prife infructueufement les bains pendant une quinzaine de jours, ce que Mr. WILLI rapporte encore à la même caufe, c'eft-à-dire à la chaleur trop grande du bain, lui ayant confeillé de ne prendre les bains, qu'à la température du corps, elle put déjà après les 3 ou 4 prémiers bains remuer le col plus librement, & fe faire entendre affez diftinctement, elle fut en très-peu de temps entièrement rétablie, & jufqu'à préfent elle n'a pas éprouvé le moindre reffentiment de fon mal.

Une femme de Sultzmatt avoit depuis plus d'un an une incontinence d'urine à la fuite d'une couche laborieufe; Mr. WILLI lui ordonna l'ufage des bains

de Sultzmatt, qui firent difparoître entièrement cette incommodité en quinze jours de temps; il ajoute qu'il pourroit citer un grand nombre de cas femblables guéris par le moyen des eaux minérales de Sultzmatt, même après avoir inutilement tenté tous les fecours de la pharmacie.

Le même Médecin fait remarquer, que ces eaux ont produit de bons effets dans les douleurs rhumatifmales, arthritiques, dans la paralyfie, les maladies cutanées, dartres, gales rébelles, ainfi que dans les vieux ulceres, qui ont réfifté à tous les autres remedes.

Mr. GASMANN, Médecin très-habile & Phyficien à Enfisheim, a eu la bonté de me marquer au fujet de ces eaux, qu'il avoit obfervé beaucoup de rhumatifmes invétérés, & des paralyfies à la fuite d'apoplexie guéries par leur ufage; il cite plus particuliérement un chapelain de Rouffach, qui après avoir éprouvé une paraplégie parfaite à la fuite d'une attaque d'apoplexie fut conduit par fon confeil aux eaux de Sultzmatt, il lui fit prendre les bains deux fois par jour, au bout de 3 jours, le fentiment & le mouvement revinrent déjà aux extrémités, le mieux être alla toujours en augmentant, il vécut encore pendant deux ans, & mourut d'une feconde attaque d'apoplexie.

J'y joindrai encore quelques faits de la connoif-

ſance de mon pere, parmi leſquels il y en a, qui regardent particulièrement la ſixiéme ſource.

Mr. DE P. Chevalier de St. Louis, âgé de 50 & quelques années, d'un temperament vif, d'une conſtitution robuſte & d'un embonpoint ordinaire fut attaqué d'un rhumatiſme univerſel, qui au moindre mouvement lui faiſoit ſouffrir les douleurs les plus cruelles; cet état de ſouffrance dura pendant pluſieurs années, ayant employé inutilement tous les remedes pharmaceutiques on l'envoya pour derniere reſſource aux eaux de Sultzmatt; les bains de ces eaux, dont il fit uſage pendant 3 ſemaines, le rétablirent de maniere, que depuis 6 ans, qu'il s'en eſt ſervi, il n'a eu aucune atteinte de ſes rhumatiſmes.

La femme de l'aubergiſte de la Croix blanche à Cernay fut ſujette depuis 4 ans à des rhumatiſmes vagues, qui ſe portoient le plus ſouvent vers la tête avec des ſymptômes très-fâcheux; il ſurvint une perte d'appétit totale, la maigreur devint extrème, elle but par les conſeils de mon pere de l'eau de notre ſixiéme ſource, elle fit en même temps uſage des bains pendant 4 ſemaines; le rhumatiſme diſparut, l'appétit, les forces, l'embonpoint revinrent, elle fut enfin rétablie en parfaite ſanté.

Jaques Land Werlin de Ruelisheim, âgé de 60 & quelques années, d'une conſtitution replette, fut attaqué d'un rhumatiſme goutteux au point qu'il en devint entièrement perclus de ſes membres; il fut tranfporté aux eaux de Sultzmatt pour y prendre les bains; on lui fit boire en même temps l'eau de la fixiéme fource, après trois femaines de leur ufage il fut en état de faire fon métier & de vaquer à fes affaires comme auparavant.

Mr. Schir … de Kembs, âgé de 60 & quelques années, d'une conftitution affez replette, fut conduit aux eaux de Sultzmatt pour un rhumatifme univerfel; il ne pouvoit remuer aucun membre, fans fouffrir les douleurs les plus violentes; après l'ufage de quelques bains il put déjà fe fervir de fes mains, & marcher fans peine, & quinze jours après il ne lui refta plus que le fouvenir de fes maux.

Le fils d'un tanneur de ~~Rippersvillé~~, âgé de 10 ans, eut un rhumatifme au col, de maniére que la tète étoit couchée fur l'aifelle droite, & qu'on ne pouvoit lui donner aucune autre fituation; il prit l'été dernier (1778) les bains avec la douche, après l'efpace de 3 femaines il fut guéri totalement.

Mr. N … Major de huffards, fujet à la goutte, fouffre dans fes accès en même temps beaucoup de la gravelle; il fe fert ordinairement des eaux de Sultzmatt pour fa boiffon, qui le foulagent auffitôt en expulfant une grande quantité de gravier par les urines.

La femme d'un particulier d'Orfchwyr a éprouvé les bons effets de ces eaux dans la néphrytique; cette femme étoit fujette à cette maladie depuis plufieurs années; les fymptômes dans les accès étoient très violens, elle éprouvoit des douleurs extrêmement vives, une fievre confidérable, des vomiffemens &c. tous ces accidens ne fe terminoient que par la fortie de quelques graviers plus ou moins gros; elle prit l'année derniere les eaux de Sultzmatt, & depuis deux ans elle n'a eu aucune attaque.

Mde U... âgée de 40 ans, d'une conftitution délicate, fujette à des accès de vapeurs très-fréquents, exténuée par des fleurs blanches fort abondantes depuis plufieurs années, n'avoit éprouvé aucun foulagement des remedes ordinaires, les mieux adminiftrés, le marafme étoit déjà un fymptôme urgent; on lui fit faire ufage de nos eaux, elle prit les bains, & pour boiffon les eaux coupées avec un fixiéme de lait, ce qui lui rendit la fanté, qu'elle conferve encore aujourd'hui.

Une fille de 40 ans d'une conftitution fort maigre fujette à de fréquens accès de vapeurs fut en outre attaquée d'un rhumatifme vague & périodique pendant plus de douze ans, fans avoir trouvé du foulagement à fes maux; furvint enfin une fievre lente avec des fueurs abondantes; perte d'appétit, infomnies; la maigreur devint exceffive; on l'envoya aux eaux de Sultzmatt, elle prit les bains, & but les eaux pendant une faifon fans en éprouver un grand effet; les accidens paroiffoient même redoubler à fon retour; on lui fit cependant continuer ces eaux coupées avec un cinquiéme de lait écrémé pendant tout l'hyver; peu-à-peu les fueurs difparurent entièrement, les forces, l'appétit, le fommeil & l'embonpoint revinrent infenfiblement, & aujourd'hui elle jouit d'une fanté, qui lui permet de mener une vie affez dure.

Une Demoifelle de 18 ans, d'une conftitution délicate & foible, n'avoit éprouvé que deux fois l'écoulement menftruel, irrégulièrement & en petite quantité, les pâles couleurs furvinrent avec tous les fymptômes, qui les accompagnent, tels que l'abattement, les anxiétés, difficulté de réfpirer au moindre mouvement, battemens de cœur, des accès de fuffocation, douleur de tête &c. elle prit les bains de Sultzmatt pendant 4 femaines, & but en même temps les eaux; au bout de ce temps le *chlorofis* difparut avec tous fes fymptômes.

La femme d'un Juif de Sultz, âgée de 22 ans, d'un tempérament vif & fort fenfible, éprouvoit depuis 3 ans des fuppreffions de régles par intervalle; ces fuppreffions étoient accompagnées d'accès de vapeur les plus violens & d'une fievre continue avec rédoublement, les pertes fuccédoient alternativement aux fuppreffions, elle rendoit des caillots avec des douleurs femblables à celles, qu'on éprouve pour accoucher; elle avoit fait ufage fans fuccès de tous les remedes, que d'habiles Médecins lui avoient ordonnés; le teint devint plombé, la bouffiffure furvint, en un mot la cachexie étoit déjà parvenue à un dégré très - confidérable , lorfqu'on lui ordonna de prendre les bains de Sultzmatt & de boire de l'eau de la fixiéme fource ; 4 femaines de l'ufage de ces eaux la rétablirent au mieux.

Mlle B ... d'Altkirch, âgée de 18 ans , eut l'évacuation menftruelle pendant 3 ans , mais très- irrégulièrement , elle dévint chlorotique ; il y avoit laffitude , difficulté de réfpirer en montant les efcaliers , fuffocation , battement de cœur , fyncopé maux de tête infupportables , bouffiffure &c. la cachexie étoit déjà fi avancée , qu'on craignoit avec raifon pour fa vie ; elle prit pour dernier remede les bains de Sultzmatt , & but de l'eau de la fixiéme fource ; dans l'efpace de 26 jours tous les accidens difparurent ; les digeftions fe rétablirent , & elle fut remife parfaitement.

Mde Ch ... âgée de 60 & quelques années, d'une conftitution phlegmatique , après une apoplexie féreufe perdit la parole, & la moitié de fon corps refta paralytique ; après l'ufage de nos eaux continué pendant 21 jours elle recouvrit la parole, elle put marcher fans aide & fe fervir facilement de tous fes membres.

Mde Zurch ... , âgée de 50 ans, d'un tempérament phlegmatique & d'une conftitution très - réplette, eut une hémiplégie parfaite à la fuite d'une apoplexie féreufe ; elle fut tranfportée à Sultzmatt l'été paffé (1778) , & guérie par 33 bains de ces eaux.

Une perfonne à la fuite d'une maladie vénérienne maltraitée fe plaignit d'abattement, de douleurs lanci-nantes dans les os ; elle eut depuis lors un écoulement continuel, qui l'affoibliffoit au point qu'on craignoit le marafme ; les bains de Sultzmatt firent ceffer cet écoulement dans peu, les forces revinrent, les douleurs difparurent, & elle jouit aujourd'hui de la meilleure fanté.

Une autre perfonne eut auffi à la fuite d'une gonorrhée un écoulement continuel, qui duroit depuis 6 mois ; cet écoulement tarit dans peu par l'ufage de nos eaux, comme dans le cas précédent.

Après avoir démontré par l'autorité & l'obfervation les propriétés médicinales, que j'ai cru devoir attribuer aux eaux de Sultzmatt, en fuite de l'analyfe, que j'en ai faite, je ne penfe pas que quelqu'un puiffe douter encore, que ces eaux ne conviennent réellement dans tous les cas, que j'ai indiqués ; je vais finir par quelques réflexions fur les abus, qui fe commettent dans l'ufage de ces eaux.

Les eaux minérales, & principalement celles de Sultzmatt, font peut-être de tous les remedes connus en médecine, celui dans l'adminiftration duquel il regne le plus d'abus ; je n'entrerai point dans un long détail fur cette matiere ; les bornes, que je me fuis préfcrites dans ce petit traité, ne me permettent point de m'étendre autant que l'objet en paroit fufceptible ; je ne ferai mention que des abus principaux ;

comme ils se commettent plus fréquemment que les autres, ils s'opposent d'une maniere plus directe aux bons effets, qu'on est en droit d'attendre des eaux minérales, lorsqu'elles sont employées convénablement.

De tous les abus, qui se pratiquent, le plus accrédité sans doute est la pernicieuse méthode, que l'on a adoptée de purger les malades avant & après l'usage des eaux minérales. Cette coutume est si ancienne, qu'il seroit presque ridicule de ne pas s'y conformer. La plupart des Médecins, même les plus éclairés, y asserviffent leurs malades, & tous les traités de pratique sur cet objet préscrivent l'usage de ce remede précurseur, de maniere à persuader, que dans quelque maladie que ce soit, il seroit téméraire de prétendre aux eaux minérales, sans en payer l'entrée & la sortie par un ou deux purgatifs. Et il est à présumer, suivant le système reçu, que si dans une circonstance on étoit forcé de respecter un symptôme ou un accident, qui contreindiqua d'une maniere frappante les purgatifs, on suspendroit l'usage des eaux minérales jusqu'au moment, où le remede pourroit être employé avec moins d'inconvénient, & cela dans la vue sans doute de ne point se rendre coupable de la faute très-grave de faire prendre les eaux sans purger.

Il est donc évident, que si dans l'administration des eaux minérales on fait encore quelque attention au tempérament du malade, à son âge, à son sexe &c.

c'eſt moins pour lui éviter le dèſagrément de prendre preſque toujours nn purgatif inutile, que pour jouir de la douce ſatisfaction de choiſir parmi ces remedes évacuans ceux qui paroiſſent les plus propres aux cir-conſtances, ou peut-être même de donner du crédit à un purgatif quelconque, que l'on a ſoin d'annoncer comme l'unique, qui puiſſe préparer avantageuſement les malades à l'uſage des eaux.

Je ne crains point, qu'on me reproche d'avoir par des aſſertions fauſſes ou outrées, cherché à répan-dre du ridicule ſur une méthode, qui n'a rien de raiſonnable, je m'en rapporte à cet égard au témoigna-ge des Médecins, je les crois tous aſſez honnêtes pour avoir le courage de convenir, que ſouvent dans leur pratique ils ont fait ſans indication réelle précéder, & ſuivre l'uſage des eaux minérales par un purgatif, pour l'adminiſtration duquel ils ont aveuglement ſa-crifiés leurs connoiſſances, pour ſe laiſſer entrainer avec le peuple même, & céder comme lui par une baſſe ſoumiſſion à la force d'un préjugé dangereux.

Il eſt, j'en conviens, des préjugés reſpectables, & ce ne peut être que ceux, qui ne troublent & ne nuiſent point à la ſociété, j'en fais cas comme tout le monde, & fais m'y ſoumettre avec autant de docilité, que j'ai de hardieſſe à ne point redouter de dire, qu'il y auroit plus que de la foibleſſe de vouloir en favoriſer un, dont l'effet peut produire les plus grands dèſordres. L'abus des purgatifs, que je cherche à combattre, eſt de cette nature (*k*) ; un purgatif n'eſt jamais un remede indifférent ; tous les Médecins (lorſqu'il ne s'agit pas de prendre les eaux minérales) s'accordent à le dire, & ceux qui pratiquent, connoiſſent très - parfaitement les troubles, que ces remedes produiſent, lorſqu'ils ſont adminiſtrés mal-à - propos. J'en donnerai un exemple, pour démontrer qu'ils peuvent devenir vraiement nuiſibles dans l'uſage des eaux minérales : on connoit les dèſordres, qu'un minoratif eſt capable de produire dans ces eſpeces de maladies nerveuſes appellées hyſtériques ou vaporeuſes ; le plus léger purgatif ſuffit pour exciter un accès de vapeurs très - violent ; qu'on liſe SYDENHAM ſur cet article, & l'on verra non ſeulement, combien il défend les purgatifs dans cette eſpece de maladie, mais encore avec quelle circonſpection & quelle prudence il les employa, lorſque l'urgence des cas, c'eſt-à - dire les ſignes évidens de ſaburre dans les premieres voyes, l'y forcerent, & jamais il ne manqua de donner des calmans, après que l'action

du

(*k*) En ſuppoſant que les purgatifs ne puiſſent produire aucun mal, & qu'ils ne ſoient le plus ſouvent, que des remedes inutiles (& c'eſt certainement tout ce que ceux, qui en ſoutiennent l'uſage dans l'adminiſtration des eaux minérales, peuvent prétendre) ; ſeroit - ce une raiſon ſuffiſante pour entretenir cet abus ? n'y en a - t-il donc pas aſſez en Médecine, pour pouvoir ſe diſpenſer facilement de celui - ci ?

du purgatif fut achevée pour prévenir l'orage que ce
remede pouvoit occafionner; tous les Médecins conviennent de cette vérité, que SYDENHAM a établie
après une longue obfervation; & s'ils conviennent
auffi de l'efficacité des eaux minérales dans ces mêmes
maladies, n'eft-ce pas une inconféquence évidente,
lorfqu'avant d'employer les eaux dans ces cas on fait
précéder un purgatif fans raifon fuffifante, & fous le
feul prétexte de préparer le corps, ou de faciliter le
paffage des eaux? il eft évident, qu'un régime approprié, une boiffon délayante, qu'on employera plus
ou moins longtemps, avant que d'adminiftrer les
eaux, rempliront mieux cet objet, & obtiendront
de plus tous les avantages, que l'on veut fe procurer
par les purgatifs, fans en avoir aucun des inconvéniens; ou pour dire plus encore les eaux minérales
ne peuvent-elles pas fe fuffire à elles-mêmes, fans
avoir befoin d'un moyen préparatif quelconque? ne
font-elles pas en état de s'ouvrir un paffage mieux,
que tous les remedes pharmaceutiques, qu'on pourroit leur faire précéder?

Il fuit encore de ce que je viens de dire fur l'effet des purgatifs dans les maladies vaporeufes, hypochondriaques & autres de cette efpece, qu'en termi-
nant l'ufage des eaux minérales dans ces maladies par
un purgatif, comme on le pratique ordinairement,
on rifque de détruire en un inftant les bons effets,
que ces eaux peuvent avoir produits.

F

Je ne prétends certainement pas bannir tout purgatif dans l'adminiſtration des eaux minérales, je paroitrois adopter un défaut oppoſé, qui auroit auſſi ſes inconvéniens; mon intention eſt de prouver ſeulement, que l'uſage des purgatifs doit être raiſonné dans cette circonſtance, comme on le fait pour toute autre maladie, & que ces remedes ne doivent être employés, que lorſqu'ils ſont indiqués par les ſignes évidens de matieres dépravées contenuës dans les prémieres voyes; hors ce cas je crois, qu'ils ſont toujours inutiles & très-ſouvent nuiſibles.

On abuſe auſſi des purgatifs pendant l'uſage même des eaux minérales, & cet abus eſt plus pernicieux que le premier, en ce qu'il trouble néceſſairement l'action des eaux, & empêche conſéquemment leur effet (1); on emploie les purgatifs pendant les eaux minérales dans la vue de les faire paſſer; l'on en dit, que les eaux ne paſſent point, lorſqu'on ſent des laſſitudes, des peſanteurs & des gonflemens d'eſtomac &c. & lorſque les urines ne répondent point à la quantité d'eau, qu'on a priſe; ces incommodités, loin d'être toujours un mal, ſont quelquefois un ef-

____

(1) J'ai été témoin moi-même de l'abus des purgatifs pendant l'uſage des eaux minérales; j'ai vu des perſonnes ſe purger tous les deux jours avec une demi-once, quelquefois avec une once de ſel de Glauber dans le deſſein de faire paſſer les eaux, & ſouvent même ſans avis d'aucun Médecin.

fet falutaire & indifpenfable, qui dépend de l'action des eaux, qui trouvant des obftacles par l'engorgement des vaiffeaux, & des vifceres travaillent à s'ouvrir un chemin, & à détruire les embarras, qui s'oppofent à leur paffage; dans ce cas il ne faut avoir d'autre précaution que celle de ne pas faire boire une trop grande quantité d'eau à la fois, jufqu'à ce que les obftacles foient levés, & que les eaux fe foient frayées un libre paffage; on voit conféquemment, que les purgatifs ne peuvent opérer aucun bien dans ces circonftances, qu'ils peuvent au contraire devenir nuifibles.

Si les eaux minérales produifent fouvent des incommodités affez graves, pour qu'on foit obligé d'en interrompre entièrement l'ufage, il faut moins attribuer cet effet aux eaux minérales, qu'à la mauvaife maniere de s'en fervir, comme je le ferai voir dans l'inftant; ce n'eft donc pas les purgatifs, qu'on doit employer pour faire paffer les eaux, la vraie méthode & celle, dont on doit attendre de bons effets, fera de les boire à jufte dofe & avec toutes les précautions, qu'elles exigent; d'ailleurs fi malgré toutes les précautions les eaux ne paffent point, il faut en chercher la caufe dans la difpofition particuliere du fujet, ou dans la nature même du mal, & dans ce cas les moyens de faire paffer les eaux devront être néceffairement auffi variés que les caufes, qui s'oppofent à leur paffage; je crois donc avoir démontré, que c'eft

'un abus d'employer les purgatifs comme le feul remede propre à faire paffer les eaux.

Un autre abus prefqu'auffi généralement adopté
que le premier eft l'efpece d'*inamovibilité* attachée aux
faifons deftinées à faire ufage des eaux minérales. Ce
temps commence ordinairement depuis le mois de
May jufqu'au mois d'Octobre inclufivement; le refte
de l'année, & l'hyver furtout, font profcrits pour cet
ufage; & il faudroit même, que les circonftances fuffent
bien preffantes, pour que les Médecins s'éloignaffent
de la régle ordinaire, & il n'eft que trop vrai, que
fouvent ils ont abufé de cette reffource, pour foutenir les foibles efpérances des malades, dont la confiance chancelante ne leur permettoit pas de douter,
que bientôt elle s'échapperoit, s'ils ne préfentoient
à ces infortunées victimes tous les avantages d'un remede, dont la faifon ne leur permettoit point de faire
ufage. Accoutumés à fouffrir, ces malheureux rece-
voient comme une faveur l'arrêt, qui les obligeoit
d'attendre en fouffrant (& fouvent en perdant la vie)
le temps, où il leur étoit permis de fe guérir (*m*).

Quoique je reconnoiffe avec tous les gens de
l'art l'influence, que les faifons paroîffent avoir fur

(*m*) Il y a cependant des auteurs, qui confeillent les bains
d'eaux minérales, même pendant l'hyver, mais feulement dans les cas extrêmes, où il ne leur refte plus d'autre reffource.

l'action des médicamens, & particulièrement fur l'effet des eaux minérales (*n*), je ne puis me diffimuler, qu'il eft autant ridicule de confulter la faifon, lorfqu'une indication bien marquée demande indifpenfablement l'ufage des bains & des eaux minérales, qu'il feroit dangereux de fe perfuader, que tel ou tel remede pharmaceutique (quelque foit l'indication) ne put être adminiftré, que dans un temps fixé. Cette maniere de faire & de penfer mettroit alors en paralelle le raifonnement des Médecins avec les prédictions, dont tous les almanachs font remplis.

Je me perfuade donc avec raifon, qu'un paralytique à la fuite d'une apoplexie, qu'un homme attaqué de rhumatifme plus ou moins violent, ou tourmenté de maux néphrytiques par la préfence de graviers, ou de calculs dans les reins &c. je crois, dis-je, que ces malades peuvent en toute fûreté fe fervir de la boiffon & des bains d'eaux minérales appropriées

---

(*n*) Il eft démontré, que les eaux minérales varient felon la faifon ; mais il paroît, qu'on n'a pas fait beaucoup d'attention à la maniere, dont fe font ces variations, lorfqu'on a réglé les faifons pour les eaux minérales, car on obferve, que ces eaux font en général plus fortes l'hyver que l'été ; cependant on ne les employe point l'hyver, & on les employe au contraire l'été, c'eft une raifon de plus pour croire, que cet établiffement, des faifons pour les eaux minérales, eft l'effet du préjugé plutôt, que d'un motif fondé.

à leur état en toute faifon indiftinctement même pendant les plus grandes rigueurs de l'hyver; les injures
de l'atmofphère affoibliffent à la vérité l'effet des eaux
minérales; mais elles ne peuvent ni le détruire, ni
faire, que cet effet foit contraire à celui, que ces eaux
font en état de produire, lorfque rien ne s'y oppofe;
en conféquence les mauvaifes faifons ne pouvant avoir
d'autre action fur les eaux minérales, que d'en diminuer l'effet, il eft clair, que l'on pourra y fuppléer
en les continuant plus longtemps; nous avons d'ailleurs des moyens de corriger l'état de l'atmofphère,
& de détruire ainfi en grande partie fes mauvaifes in-
fluences; on peut remédier au trop grand froid, à la
trop grande chaleur, à la trop grande humidité &c.
il fuit delà, que la faifon, quelque mauvaife
qu'elle foit, ne doit jamais être un motif fuffi-
fant pour s'abftenir de la boiffon & des bains d'eaux
minérales, lorfque l'indication les exige; il me femble, qu'au lieu de fufpendre dans ce cas l'ufage des
eaux, comme l'on fait, il feroit plus avantageux de
s'attacher plutôt à corriger les effets de la faifon afin
de détruire, autant qu'il eft poffible, ce qui peut
s'oppofer à leur action; je penfe donc, qu'il ne faut
pas avoir plus d'égard au temps, lorfqu'il s'agit de
faire prendre les eaux minérales, qu'on en a, lorsqu'on veut employer le kinkina, le mars ou le mercure, quand ces remedes font néceffaires. La vérita-
ble faifon & l'inftant, où il convient d'employer un
remede, c'eft lorfqu'il eft fuffifamment indiqué.

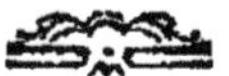

Il regne auffi des abus dans la maniere même de boire les eaux minérales, le matin eft la feule partie du jour deftinée à la boiffon de ces eaux, & l'ufage exige, que cela s'opere dans l'intervalle de 2 ou 3 heures au plus. C'eft dans ce temps limité, qu'on fait boire aux malades une quantité d'eau plus ou moins grande, que l'on fait monter communément à une pinte, & fouvent davantage. J'ai vu quelquefois des perfonnes, qui étoient en quelque maniere obligées de s'engorger à n'en pouvoir plus, pour parvenir à vuider dans le temps la dofe, qui leur étoit préfcrite; on ne doit pas être furpris, qu'après une conduite auffi peu raifonnée, il furvienne des pefanteurs d'e-ftomac, des flatuofités, des gonflemens, des étouf-femens &c. enfin il n'eft point étonnant, que les eaux ne paffent point, & que bien loin de produire des effets falutaires, elles augmentent au contraire les maux, qu'on prétendoit guérir par leur moyen.

Il me paroît, que fi aulieu de préfcrire à un malade de boire p. e. une pinte d'eau minérale dans deux heures de temps, on lui accordoit toute la journée pour en boire deux pintes, & même davantage, & qu'il put ainfi mettre une diftance convenable entre chaque dofe; il n'en feroit point incommodé, & l'effet n'en feroit certainement ni moins prompt, ni moins marqué o).

---

o) Il faut en excepter en général les heures des repas &

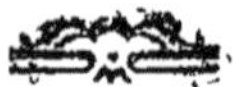

La méthode, qu'on a encore de chauffer légèrement les eaux minérales avant de les faire boire, & c'eſt ce qu'on appelle dégourdir les eaux, n'eſt pas exempte d'inconvéniens; je penſe, que quelquefois on

---

le temps de la-digeſtion, qui chez les perſonnes, dont l'eſtomac eſt foible & délicat, pourroit ſe troubler principalement par la boiſſon des eaux acidules, parcèque la grande quantité de fluide élaſtique, qui ſe dégage de ces eaux, feroit capable d'occaſionner une diſtènſion outre meſure dans l'eſtomac, & de produire de cette maniere différentes incommodités, qui en feroient la ſuite.

Il peut néanmoins ſe rencontrer des cas, où il n'y auroit aucun inconvénient, ou même il feroit poſſible d'obtenir quelque avantage en buvant les eaux acidules pendant les repas (en ſuppoſant toujours, que l'eſtomac n'en ſoit pas incommodé), ce ſera principalement chez les calculeux; la raiſon en eſt fondée ſur la vertu lithontriptique du *gas méphytique*, ſi toutes fois l'on peut en croire aux obſervations modernes faites, principalement en Angleterre ſur cet objet. On pourroit même dans ces cas conſeiller de boire aux repas les eaux acidules mêlées avec du vin, parcèque par le léger mouvement d'efferveſcence, qui s'excite par ce mélange, il ſe développe une plus grande quantité de gas méphytique, que des eaux acidules ſimples; il ne faut cependant pas croire, que j'approuve dans tous les cas la méthode de tremper le vin avec de l'eau acidule, je ſais qu'on en abuſe ſouvent, & d'autant plus que c'eſt une boiſſon très-agréable, qui imite par ſon piquant le vin de Champagne, il peut en réſulter les inconvéniens, que j'ai dit provenir du trop grand dégagement d'un fluide élaſtique dans l'eſtomac.

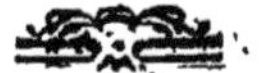

peut avoir des motifs pour le conseiller, mais je suis perfuadé, qu'on feroit fouvent fort embaraffé d'en donner de bonnes raifons, & l'on eft forcé de convenir, que cette maniere de faire n'eft établie que fur un ufage inconfidéremment adopté. On pourra cependant faire prendre un léger dégré de chaleur aux eaux minérales non gafeufes fans rifque de changer confidérablement leur nature; mais l'on voit facilement, qu'il ne doit pas en être de même pour les eaux gafeufes; de cette maniere on diffipe néceffairement une partie de leur *gas*, qui eft un des principes le plus efficace de ces eaux; on altere ainfi leur mixtion, & on n'eft conféquemment plus en droit d'en attendre les effets, qu'elles peuvent produire étant tirées immédiatement de leur fource; il fuit de là, que non feulement les eaux gafeufes ne doivent pas être chauffées, avant d'être bues, mais qu'on ne doit pas même les laiffer féjourner à l'air libre au-dehors de leur fource, que le moins longtemps poffible, fi l'on veut en avoir l'effet, qu'on en attend. Cette remarque doit avoir lieu principalement pour les eaux ferrugineufes *à gas*, car en les chauffant même légèrement, on diffipe non feulement leur gas, mais on précipite encore en même temps leur principe martial; on les décompofe de cette maniere entièrement, on détruit leur nature, & il feroit conféquemment déraifonnable de vouloir en efpérer dans cet état les effets d'une eau ferrugineufe.

F 5

D'après ce que je viens de dire fur quelques abus, qui fe commettent dans la maniere d'adminiftrer les eaux minérales, l'on ne doit plus être furpris, que beaucoup de perfonnes ne retirent aucun avantage de leur ufage, & qu'un grand nombre au contraire, loin de trouver du foulagement à leurs maux, s'en préparent plutôt de nouveaux, qu'on a ordinairement l'injuftice d'attribuer à ce remede naturel; ce qui me paroît au contraire très-furprenant, c'eft que malgré la multitude innombrable d'abus, qui s'oppofent de toute part d'une maniere plus ou moins immédiate aux effets falutaires des eaux minérales, l'on voie encore tous les jours s'opérer des effets merveilleux par leur moyen; & l'on peut dire, qu'il n'eft point extraordinaire de voir des maladies, pour lefquelles on avoit fans fuccès épuifé tous les remedes pharmaceutiques, céder enfin très-facilement à cette efpece de remede, que l'auteur de la nature ne paroît avoir répandu avec profufion fur la furface de notre globe, que pour en faciliter l'ufage aux différens habitans de la terre.

F I N.

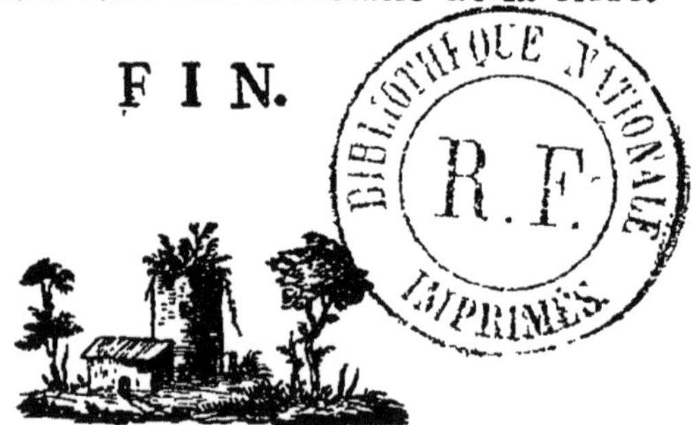